DE

L'ATAXIE HÉRÉDITAIRE

(MALADIE DE FRIEDREICH)

PAR

Le Dr Auguste BROUSSE

Interne des Hôpitaux de Montpellier (Concours de mars 1879)
Lauréat de la Faculté de Médecine de Montpellier (Prix de 4me année, 1878)
Ancien Premier Élève des Écoles pratiques (Concours 1875)
Membre de la Société de Médecine et de Chirurgie pratiques
De la Société médicale d'Émulation
Collaborateur de la *Gazette hebdomadaire des Sciences médicales de Montpellier.*

PARIS
OCTAVE DOIN, ÉDITEUR
8, Place de l'Odéon, 8

1882

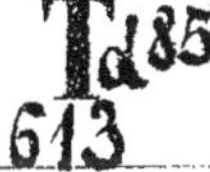

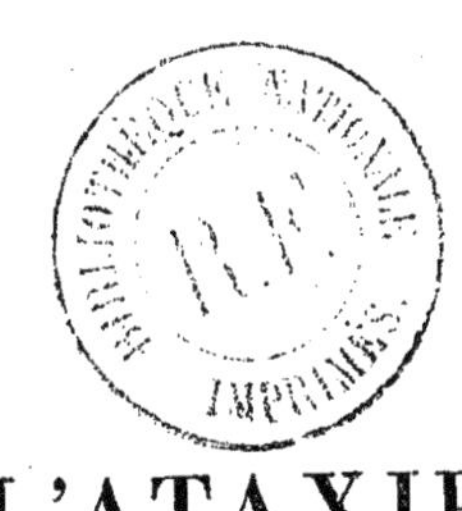

DE

L'ATAXIE HÉRÉDITAIRE

(MALADIE DE FRIEDREICH)

AUTRES PUBLICATIONS DE L'AUTEUR

Quatre nouveaux cas d'Athétose (Communication faite au Congrès de l'Association française pour l'avancement des Sciences. Montpellier, 1879; et *Montpellier Médical*, octobre 1879).

Contribution à l'étude du phénomène respiratoire de Cheyne-Stokes, avec tracés comparés de la respiration, du cœur et du pouls (en collaboration avec M. le Dr Blaise, chef de Clinique des Maladies des Vieillards). *Montpellier Médical*, 1880.

Hémorrhagies secondaires multiples dans le cours de la Fièvre typhoïde (*Gaz. hebd. des Sc. méd. de Montp.*, 1881, nos 8 et 9).

Réflexions sur un cas de syphilis cérébrale (Hémiplégie gauche ; Aphasie à forme intermittente). *Montpellier Médical*, avril 1881.

Nouveau cas d'hystérie chez l'homme ; rapports de cette névrose avec la tuberculose (*Gaz. hebd. des Sc. méd. de Montp.*, 1881, nos 36 et 37).

De quelques indications des Eaux de Balaruc dans le traitement de l'ataxie locomotrice (*Gaz. hebd. des Sc. méd. de Montp.*, 1882, nos 2 et 3).

[illegible] — Typogr. Boehm et Fils.

DE

L'ATAXIE HÉRÉDITAIRE

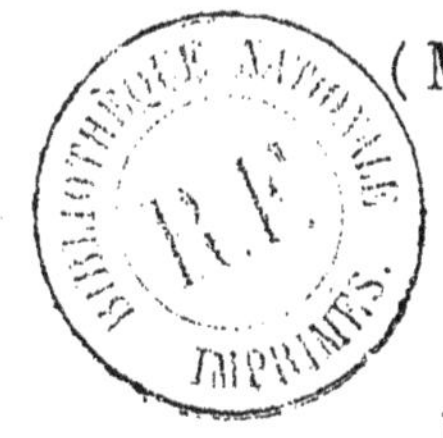

(MALADIE DE FRIEDREICH)

PAR

Le Dr Auguste BROUSSE

Interne des Hôpitaux de Montpellier (Concours de mars 1879)
Lauréat de la Faculté de Médecine de Montpellier (Prix de 4me année, 1878)
Ancien Premier Élève des Écoles pratiques (Concours 1875)
Membre de la Société de Médecine et de Chirurgie pratiques
De la Société médicale d'Émulation
Collaborateur de la *Gazette hebdomadaire des Sciences médicales de Montpellier*.

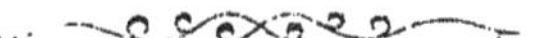

PARIS
OCTAVE DOIN, ÉDITEUR
8, Place de l'Odéon, 8

1882

INTRODUCTION

DIVISION DU SUJET.

Sous le nom d'*Ataxie héréditaire,* nous nous proposons d'étudier, non pas l'ataxie locomotrice progressive classique, ou maladie de Duchenne, d'origine héréditaire, et sur laquelle les principaux cliniciens, Trousseau en particulier, ont suffisamment attiré l'attention, mais une forme morbide spéciale décrite pour la première fois en 1863 et bien étudiée par le professeur Friedreich (d'Heidelberg), dont la science déplore la perte récente.

Ayant eu la bonne fortune d'observer pendant notre internat à l'Hôpital-Général, dans le service des Maladies des Vieillards, dirigé alors par M. le professeur Grasset, une jeune fille chez laquelle ce savant Maître diagnostiqua une ataxie héréditaire, diagnostic confirmé ultérieurement par l'autopsie, il nous a paru ntéressant de réunir autour de ce fait les cas analogues qui ont été publiés tant à l'étranger qu'en France, de façon à pouvoir constituer une monographie aussi complète que possible, car c'est, à notre connaissance, le premier travail d'ensemble qui ait été entrepris sur ce sujet.

Heureux si nos efforts peuvent contribuer à éclairer ce point encore obscur de la pathologie nerveuse !

Nous ne saurions terminer ces quelques mots d'Introduction sans exprimer à notre excellent Maître, M. le professeur Grasset, notre vive gratitude pour les conseils éclairés qu'il a bien voulu nous donner et qui nous ont été d'un si grand secours dans la confection de ce travail.

Nous adressons aussi nos remerciements sincères à nos amis, le Dr Gerbaud, chef de clinique obstétricale, ÉtienneBatlle et Laskine, étudiants en médecine, pour l'obligeance avec laquelle ils nous ont prêté leur concours dans l'interprétation des ouvrages allemands.

Ce travail, étant une monographie, devra comprendre l'étude complète de la maladie, c'est-à-dire que nous aurons à passer successivement en revue l'historique, l'étiologie, la symptomatologie, l'anatomie pathologique, la physiologie pathologique, le diagnostic, le pronostic et le traitement.

Pour mettre plus d'ordre et de clarté dans la description, nous l'avons divisé en cinq chapitres: le chapitre Ier comprendra l'Historique et la Bibliographie ; le chapitre II, l'Étiologie; le chapitre III, la Symptomatologie ; le chapitre IV, l'Anatomie et la Physiologie pathologiques ; le chapitre V, le Diagnostic, le Pronostic et le Traitement. Enfin nous terminerons par des Conclusions générales.

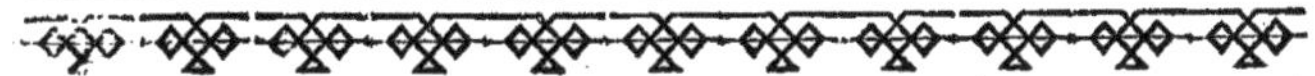

DE

L'ATAXIE HÉRÉDITAIRE

(MALADIE DE FRIEDREICH)

CHAPITRE PREMIER.

HISTORIQUE. — BIBLIOGRAPHIE.

HISTORIQUE.

Si, malgré les travaux antérieurs publiés en Allemagne sur le tabes dorsalis par Romberg, Wunderlich, Türck, etc., l'ataxie locomotrice progressive n'a fait son entrée définitive dans le cadre nosologique qu'en 1858 avec le grand Mémoire de Duchenne; si depuis l'étude de cette maladie est restée toute française grâce aux travaux de Vulpian, de Charcot et de l'École de la Salpêtrière, il n'en est pas de même pour la maladie spéciale que nous nous proposons d'étudier ici.

Son histoire, toute contemporaine, est presque exclusivement allemande.

C'est en effet au professeur Friedreich (d'Heidelberg) que revient l'honneur d'avoir le premier décrit et bien étudié, dans des publications successives, cette nouvelle espèce morbide. C'est en 1861, à la trente-deuxième réunion des naturalistes et des médecins allemands tenue à Spire, que ce médecin fit connaître ses

2

premières observations. Deux ans plus tard (1863), il publia le résultat de ses recherches dans les *Archives* de Virchow, sous le titre de : *Atrophie dégénérative des cordons postérieurs de la moelle* ; son travail était basé sur six cas se répartissant dans deux familles ; trois de ces malades ayant succombé à la fièvre typhoïde, l'autopsie permit de constater les lésions de la moelle. Voici du reste comment l'auteur résume les traits principaux de la maladie qu'il a observée : « Il existe une dégénérescence inflammatoire chronique de la moelle épinière aboutissant à l'atrophie, paraissant se développer de préférence à l'époque de la puberté sous l'influence d'une disposition *héréditaire*, se circonscrivant presque exclusivement aux cordons postérieurs, débutant dans la région lombaire de la moelle, se propageant à partir de là en suivant une marche à la fois ascendante et descendante, se limitant supérieurement dans la moelle allongée, après avoir envahi les noyaux d'origine et les troncs des nerfs hypoglosses.

» Cette affection est caractérisée cliniquement par un trouble dans l'association et l'harmonie des mouvements, affectant une marche lente et progressive, s'étendant de la moitié inférieure du corps à la supérieure et compromettant constamment en dernier lieu les organes de la parole. Pendant que les symptômes se dessinent, la sensibilité générale, les divers sens et les fonctions cérébrales ne sont nullement altérées. Les sphincters ne sont point paralysés et les fonctions nutritives s'exécutent normalement. Comme symptômes moins constants, il faut citer les déviations de la colonne vertébrale, les sensations vertigineuses et le nystagmus.

» Au point de vue clinique, la maladie dont il s'agit peut être définie : une paralysie chronique et progressive de la faculté de combiner les mouvements ; au point de vue de l'anatomie pathologique, c'est une dégénérescence atrophique et chronique des cordons postérieurs de la moelle. »

En 1876, dans un nouveau travail paru dans les *Archives* de Virchow, Friedreich rapporte trois autres cas de la même maladie qu'il a observés dans une troisième famille et en rapproche deux cas analogues de Quincke (de Berne).

L'année suivante, il publie le résultat de l'autopsie d'un autre de ses malades qui avait succombé à une fièvre typhoïde : les altérations médullaires sont les mêmes que celles précédemment trouvées.

En 1878, Kahler et Pick, à l'occasion d'un cas fort intéressant observé par eux et suivi d'une autopsie très complète, ont tenté d'assigner à la forme d'ataxie héréditaire décrite par Friedreich une lésion caractéristique qui serait une altération combinée du système des cordons médullaires, altération reconnaissant pour cause l'existence d'une faiblesse héréditaire et un arrêt de développement des fibres médullaires. Malheureusement pour l'opinion soutenue par ces auteurs, l'identité de leur cas avec ceux de Friedreich est loin d'être prouvée : en effet, il était surtout caractérisé par des symptômes paralytiques; il n'y avait pas d'ataxie, et la seule analogie qui existât avec eux était le développement de la maladie à la puberté et l'absence des troubles de sensibilité.

La même année, Erb, dans son remarquable article sur les maladies de la moelle épinière du *Compendium* de Ziemssen, résume la question d'après les travaux de Friedreich et en fait une forme particulière de l'ataxie locomotrice.

Möbius, dans une Leçon clinique sur les maladies nerveuses héréditaires, publiée dans le *Recueil* de Volkmann en 1879, fait une étude succincte mais assez complète de l'ataxie héréditaire. Pour lui, cette maladie se caractérise au point de vue clinique : 1° par sa prédominance dans le sexe féminin ; 2° par son développement à l'époque de la puberté et par la lenteur de sa marche ; 3° par l'existence de troubles de la coordination motrice coïncidant avec l'absence ou le peu d'intensité des troubles de la sensibilité ; 4° par l'absence de symptômes cérébraux, de paralysie des sphincters et de troubles trophiques ; 5° par l'existence à peu près constante de certains symptômes bulbaires (embarras de la parole, nystagmus) ; au point de vue anatomique, il ne serait pas éloigné d'y voir, avec Kahler et Pick, le résultat d'un arrêt d'organisation de la moelle.

En 1880, sous le nom de *Dégénérescence combinée des cordons de la moelle épinière*, Schültze publie le résultat de l'autopsie d'une des malades de Friedreich, qui est d'ailleurs conforme aux précédentes. D'après lui, l'ataxie héréditaire devrait être considérée, au point de vue anatomique, comme une atrophie dégénérative de la moitié postérieure de toute la moelle épinière.

Enfin, dans la même année, de nouvelles observations d'ataxie héréditaire ont encore été publiées en Allemagne par Seeligmüller et Schmid (d'Alstœtten).

En Angleterre, ce n'est que dans ces derniers temps qu'on a rapporté quelques cas d'ataxie héréditaire.

En 1872, au dire du Dr Gowers, le Dr A. Carpenter montra à la Société médicale de Londres deux sœurs qui, d'après les symptômes rapportés, étaient évidemment atteintes de cette maladie.

En 1875, Kellog a publié l'observation de deux frères chez qui les symptômes de la maladie de Friedreich avaient débuté à l'âge de six ans ; plusieurs cas semblables existaient dans la même famille.

Plus récemment (octobre 1880), le Dr Gowers a communiqué à la Société clinique de Londres le fait d'une famille de neuf enfants à hérédité névropathique, parmi lesquels cinq ont été atteints, à l'âge de la puberté, des symptômes de l'ataxie héréditaire.

En France, l'ataxie héréditaire n'a guère été étudiée. Confondue d'abord avec l'ataxie locomotrice progressive de Duchenne, c'est sous ce nom que furent reproduites les observations de Friedreich dans les principaux ouvrages qui ont traité de cette maladie (Topinard [1], Carre [2], etc.). Pourtant Topinard, dans son remarquable travail, étudiant l'influence de l'hérédité sur l'ataxie, après avoir cité plusieurs observations parmi lesquelles celles de Friedreich, termine ce chapitre par les réflexions suivantes [3] : « Y a-t-il lieu de séparer ces faits comme répondant à une forme particulière ? Nous le croyons ; mais nous nous déclarons aujourd'hui incapables d'en fixer les caractères. »

Plus tard, l'étude de la sclérose en plaques est faite magistralement par MM. Vulpian, Charcot et leurs élèves : alors on ne voit dans les observations de Friedreich que des cas de sclérose en plaques avec lésion prédominant dans les cordons postérieurs. C'est ainsi que Bourneville, dans sa *Nouvelle étude sur quelques points de la sclérose en plaques disséminées*, publiée en 1869, rapportant en détail les Observations III et IV du Mémoire de Friedreich, les considère comme se caractérisant par la coexistence de l'ataxie locomotrice progressive et de la sclérose en plaques disséminées.

Il faut arriver jusqu'à la seconde édition du *Traité des Maladies nerveuses*, de M. le professeur Grasset (1881), pour voir signaler en France l'existence de l'ataxie héréditaire, qui y est décrite d'après l'article de Erb ; M. Grasset considère cette maladie comme une forme spéciale d'ataxie fruste, caractérisée par l'incoordination motrice sans troubles de sensibilité.

Quant aux documents originaux, malgré le grand nombre de recueils que nous avons compulsés, nous n'avons trouvé qu'une observation de Carre (Thèse de Paris, 1862) qui puisse être rapprochée des cas de Friedriech.

[1] Topinard ; De l'ataxie locomotrice, 1864.

[2] M. Carre ; Nouvelles recherches sur l'ataxie locomotrice, 1865.

[3] Topinard ; *loc. cit.*, pag. 369.

BIBLIOGRAPHIE

1° ALLEMANDE.

1863 — FRIEDREICH : Ueber degenerative Atrophie der spinalen Hinterstränge. (Virchow's Archiv., Bd. 26, S. 391 et S. 433 ; Bd. 27, S. 1.)

(Traduit in *Archives générales de Médecine*, décembre 1863 et mars 1864.)

1876-77 — FRIEDREICH : Ueber Ataxie mit besonderer Berüchsichtigung der hereditären Formen. (Virch. Arch., Bd. 68, S. 145 ; Bd. 70, S. 140.)

1878 — KAHLER et PICK : Ueber combinirte Systemerkrankungen des Ruckenmarcks. (Archiv. für Psychiatrie und Nervenkrankheiten, von Westphal, Bd. VIII, S. 251.)

1878. — ERB : Krankheiten des Ruckenmarcks. (Handbuch der speciellen Pathologie und Therapie, herausgegeben von Ziemssen, Bd. XI, 2te Hälfte, 2te Auflage, S. 601.)

1879. — MÖBIUS : Ueber die hereditären Nervenkrankheiten. (Sammlung klinischer Vorträge, herausgegeben von Volkmann, N° 171.)

1880. — Friedrich SCHULTZE : Ueber combinirte Strangdegenerationen in der Medulla spinalis. (Virchow's Archiv., Bd. 79, S. 132.)

1880. — SEELIGMÜLLER : Hereditäre Ataxie mit Nystagmus. (Archiv. für Pysch. und Nervenk., Bd. X, Heft I, S. 222.)

1880. — SCHMID (d'Alstœtten) : Ueber hereditäre Ataxie. (Correspondenz Blatt für schweizer Aerzte, N° 4, S. 97.)

2° ANGLAISE.

1870. — A. CARPENTER : Medical Society of London.

1875. — KELLOG : Archiv. of Electrol. and Neurolog., tom. II, p. 182.

1880. — GOWERS : Clinical Society of London, 8 octobre.

3° FRANÇAISE.

1862. — CARRE : De l'Ataxie locomotrice progressive (Obs. I). Thèse de Paris. N° 131.

1881. — GRASSET : Traité pratique des maladies du système nerveux ; 2e éd., pag. 321.

CHAPITRE II.

ÉTIOLOGIE.

Les cas d'ataxie héréditaire ne sont pas communs, et malgré les nombreuses recherches auxquelles nous nous sommes livré, nous n'avons pu en réunir que 32 cas, se répartissant dans onze familles.

Nous résumons dans le tableau suivant les principaux caractères par lesquels ces cas se distinguent au point de vue de l'étiologie.

(*Voir le tableau ci-après.*)

Étudions maintenant avec détail les principales causes de cette maladie.

Hérédité.—Ainsi que son nom l'indique, elle reconnaît presque toujours une origine héréditaire.

Comme dans les autres maladies nerveuses, l'hérédité sera ici *directe* ou *indirecte*.

Les cas d'hérédité directe sont ceux dans lesquels les parents ayant été atteints de la forme clinique de l'ataxie héréditaire, les enfants sont frappés de la même maladie ; ils sont loin d'être nombreux. Un exemple remarquable de ce mode de transmission héréditaire nous est fourni par notre Observ. VII (personnelle) : dans ce cas, en effet, la mère avait présenté pendant sa vie les symptômes de la maladie qui plus tard devait atteindre la fille.

L'observation suivante offre encore un exemple d'hérédité

TABLEAU

des Observations d'Ataxie héréditaire publiées jusqu'à ce jour.

Nos d'ordre	OBSERVATEURS	ENFANTS atteints dans la même fam.	SEXE	ÉPOQUE du début	CAUSE
1	Friedreich....	2	M.	18 ans.	Hérédité.
2			F.	18	
3		4	F.	16	Hérédité.
4			F.	16	
5			F.	15	
6			M.	15	
7		3	F.	13	Pas d'hérédité spéciale; plusieurs frères ou sœurs morts en bas âge.
8			F.	13	
9			F.	13	
10	Carre........	7	M.		Hérédité directe.
11			M.		
12			F.		
13			F.		
14			M.		
15			M.		
16			F.	22	
17	Quincke......	2	M.	6	?
18			F.	8	
19	A. Carpenter..	2	F.		?
20			F.		
21	Kellog......	2	M.	6	Hérédité.
22			M.	6	
23	Gowers......	5	M.	19	Hérédité.
24			F.	18	
25			M.	19	
26			M.		
27			M.		
28	Seeligmüller..	2	M.	12	Hérédité; consanguinité.
29			M.	12	
30	Schmid.......	2	M.	12	?
31			M.	11	
32	Brousse......	1	F.	24	Hérédité directe.

directe en même temps qu'elle se fait remarquer par l'extension de la maladie à un grand nombre de membres de la même famille.

PREMIÈRE OBSERVATION.

(Empruntée à la Thèse de CARRE).

Début par des troubles de sensibilité qui ont par la suite complètement disparu.— Ataxie des quatre membres. — Oscillations irrégulières de la tête et des yeux à l'occasion des mouvements. — Embarras de la parole.

Sophie C..., célibataire, âgée de 28 ans, entrée le 26 janvier 1862 salle Saint-Charles, n° 39, à l'Hôtel-Dieu de Lyon.

Cette malade, d'un tempérament nerveux, est d'une constitution moyenne ; ses masses musculaires se dessinent nettement sous la peau; le volume des membres n'a subi qu'une diminution insignifiante depuis le début de la maladie.

Elle raconte que dix-huit membres de sa famille, dont plusieurs vivent encore, ont été atteints de la même maladie que celle qui l'amène à l'hôpital.

Sa grand'mère, sa mère et tous les parents de celle-ci, au nombre de huit, ont présenté le même ensemble de symptômes que celui que nous observons actuellement chez Sophie. Elle fait partie d'une famille de douze enfants, dont sept ont été atteints : trois ont succombé, deux garçons et une fille; une sœur est à Montpellier, ataxique ; deux frères à Aubenas : l'un se conduit encore avec un bâton ; l'autre se traîne accroupi sur ses quatre membres et est sourd. Sophie a encore un cousin qui a contracté la maladie à l'âge de 31 ans : il n'y voit pas du tout et a conservé la force musculaire.

Sophie a quitté son pays, Mazan (Ardèche), à l'âge de 12 ans, pour habiter le Midi comme domestique. Elle nous raconte que pendant son enfance elle couchait sur la paille, dans une grotte humide, pêle-mêle avec ses frères, ses sœurs et les bestiaux. Elle habitait une des montagnes les plus sauvages et les plus pittoresques du centre de la France, n'avait jamais qu'une nourriture grossière et se livrait à de pénibles travaux.

Jusqu'à l'âge de 22 ans, elle avait joui de la meilleure santé. A ce moment, elle ressentit à la plante des pieds des douleurs qu'elle compare à des piqûres d'épingle. Plus tard, quand elles eurent disparu de ce siège, il survint des douleurs bien plus violentes dans la cuisse ; elles étaient dilacérantes et revenaient à des intervalles variés. Quand elles apparaissaient, la malade était forcée de garder la plus exacte immobilité ; sans cela, il lui semblait qu'on lui arrachait les chairs. Ces véritables crises duraient quelquefois pendant l'espace d'une heure et n'étaient conjurées que par le repos. Après la disparition de ces douleurs, elles se montrèrent à la face interne des mains : celles-ci étaient mortes, suivant l'expression de la malade, ce qui ferait supposer que la sensibilité y était émoussée ; elles étaient aussi le siège de fourmillements.

En même temps qu'apparaissaient ces diverses perturbations de la sensibilité, Sophie C... reconnut que ses mouvements perdaient de leur précision habituelle, la démarche était vacillante, la malade tombait souvent ; ses jambes, surtout la gauche, fléchissaient sous elle.

Il y a huit mois seulement, les mouvements des membres supérieurs s'embarrassèrent ; à la même époque, tremblement, oscillations de la tête pendant la marche, qui cessaient pendant le repos. Il y a six mois, la marche est devenue presque impossible, la malade a besoin d'un bâton ou d'un aide pour se soutenir, mais souvent ces soutiens ne concourent qu'à augmenter la discordance des mouvements : ainsi, si l'aide qui la soutient marche trop vite, si ses pas ne concordent pas avec ceux de la malade, elle fera des faux pas, tendra à tomber ; le bâton, tout en lui servant beaucoup comme appui, la gêne cependant, car il faut qu'elle le dirige, qu'elle s'en occupe, et souvent elle s'en sert maladroitement et l'embarrasse dans ses jambes. Actuellement, grâce à une amélioration survenue depuis quelque temps, elle peut marcher sans secours ; elle traverse ainsi la salle où elle est en longeant les lits, auxquels elle demande de temps en temps un point d'appui ; ses pas sont très petits ; le pied se détache lentement du sol, comme retenu par une force invisible, il se dirige en avant assez facilement ; mais avant que le talon appuie sur le sol, la pointe du pied relevée oscille dans un sens ou dans un autre. Certains mouvements augmentent le désordre : ainsi, l'hésitation est au comble quand la malade se retourne pour changer de direction, quand elle monte ou descend les escaliers ; quand elle s'assied, il faut qu'elle s'appuie sur les bras du fauteuil, puis tout à coup elle se projette en arrière et ses jambes se relèvent ; en un mot, tous ses mouvements ont quelque chose de saccadé qui n'existe jamais à l'état normal. Quand on compare le peu d'étendue des pas avec l'élévation très considérable du pied, puis cette série d'oscillations qui se succèdent à ce moment, on trouve à cette démarche quelque chose de caractéristique et de curieux.

La vue n'intervient nullement pour guider les mouvements ; Sophie ne regarde jamais à ses pieds pour les diriger. Quand on lui ferme les yeux, elle exécute les mouvements qu'on lui commande.

Pendant la marche, le cou est pris de mouvements involontaires ; par suite de cette espèce de tremblement, la tête branle et vacille ; les paupières et les globes oculaires sont agités de mouvements désordonnés.

Quand elle est assise, tout rentre dans l'ordre. La malade peut rester longtemps dans cette position sans être fatiguée ; alors elle peut disposer de ses jambes à son gré, elle les étend et les fléchit, les dirige dans tous les sens avec presque autant de facilité que si elle n'était pas malade. Dans le lit, il en est de même.

Les membres supérieurs sont aussi le siège de quelques phénomènes particuliers : les grands mouvements qui se passent dans l'articulation de l'épaule ont conservé leur précision, les mouvements des doigts au contraire sont entravés ; depuis trois mois, elle ne peut plus tricoter qu'avec difficulté. Si on lui dit de saisir une épingle, on voit la main s'avancer, planer, pour ainsi dire, sur l'objet, aller en deçà, puis audelà, enfin tomber sur lui. Quand elle veut prendre un crayon, c'est en le faisant glisser le long des doigts qui doivent le tenir qu'elle parvient à lui donner uue position convenable. Il lui est impossible de tracer une ligne droite, toutes sont flexueuses, entrecoupées.

Avec tous ces signes de faiblesse apparente, cette malade est très forte, elle vous serre la main avec vigueur ; si elle résiste, il est presque impossible d'étendre le bras ou la jambe fléchis.

La seusibilité générale existe partout, la malade dit très-bien qu'elle sent dans toutes les parties du corps ; elle perçoit nettement le chaud et le froid, les piqûres d'épingle, les pressions exercées sur les masses musculaires ; la plante des pieds, la paume des mains, ont conservé toute leur sensibilité ; il semble même que cette propriété soit plutôt augmentée, d'une manière générale, que diminuée.

Les troubles de la vue sont loin d'avoir inauguré ici la série des accidents. Ce n'est que depuis son entrée à l'hôpital que Sophie observe quelque chose d'anormal de ce côté. Elle avait, à ce moment, de la diplopie et de la faiblesse de la vue. Actuellement, rien à l'examen de l'œil, contractilité pupillaire normale ; la vision est bonne ; la malade compte parfaitement les caractères d'imprimerie qu'on lui soumet.

Nous n'avons à noter aucun trouble du côté des sens : le goût, l'odorat, l'ouïe, sont intacts.

L'intelligence est très nette ; il n'y a jamais eu de douleurs de tête. La parole est embarrassée. Quelques mots sont plus difficiles à prononcer que d'autres. Sophie éprouve une espèce de bégaiement : ainsi, elle appuie sur certains mots, et à ce moment on dirait que la langue, retenue par un obstacle, a de la peine à se détacher du palais ; puis une série de mots se succèdent avec volubilité. On voit à ce moment que la malade fait effort pour imprimer à l'organe rebelle des mouvements qu'il n'exécute pas à son gré ; les joues aussi se contractent avec énergie, mais non pas toujours à temps voulu; il n'y a cependant aucun muscle paralysé. Quand on fait sortir la langue, cet organe est saisi de tremblement, et ne se dirige en ligne droite qu'après un moment d'hésitation.

De temps en temps il y a une espèce de nasonnement qui ressemble assez à celui qu'on observe dans la paralysie du voile du palais. Cependant jamais les aliments, comme cela a été noté dans une observation de M. Teissier, n'ont pénétré dans les fosses nasales, pour être ensuite rejetés.

Cet embarras de la parole augmente quand la malade a froid ou qu'elle parle depuis un moment.

L'état général est bon, les fonctions digestives s'exécutent normalement. Du côté de la vessie et du rectum, il n'y a rien à noter. La menstruation, toujours régulière, s'est suspendue pendant deux mois seulement au commencement de la maladie. Les jambes sont froides, surtout le matin, et jusqu'à ce que la malade ait fait de l'exercice. La transpiration cutanée est abolie. Pas de palpitations, pas de rhumatismes.

Traitement. — Avant d'entrer à l'Hôtel-Dieu de Lyon, cette malade avait déjà été traitée à l'hôpital de Nimes, où elle était restée pendant plusieurs mois. Les frictions de tout genre furent essayées sans succès ; dix cautères volants, appliqués le long de la colonne vertébrale, n'amenèrent aucun soulagement. Ce fut aussi en vain qu'on essaya les bains, les douches, l'électricité. La maladie suivait une marche croissante.

Depuis son entrée à la salle Saint-Charles, voici quels moyens ont été dirigés contre sa maladie :

25 janvier. Potion sirop de quinquina, 40 gram.
Sulfate de strychnine..... 0 gram. 001
4 pilules de Vallet ; tisane centaurée.

10 février. 2 pilules nitrate d'argent.. 0 gram. 01.
Bains sulfureux.

Sous l'influence de cette dernière médication, on a constaté une amélioration notable. Quand la malade est entrée, ses jambes étaient roides ; elle ne pouvait les croiser, ni s'asseoir toute seule, ni étendre le pied facilement, toutes choses qu'elle exécute aisément aujourd'hui. Elle marche aussi un peu moins péniblement, la parole est moins embarrassée.

Plus souvent on a affaire à une hérédité indirecte : on retrouve chez les ascendants, non l'ataxie, mais certaines maladies des centres nerveux, des névroses, l'aliénation mentale, etc.; en un mot, un *état névropathique* quelconque.

A côté de l'hérédité névropathique et se mêlant souvent avec elle, on doit placer la *consanguinité*, mais surtout l'*alcoolisme*, dont l'influence dégénérative sur le système nerveux des sujets qui y sont adonnés et de leurs descendants n'est plus à prouver.

Ainsi, dans la première famille citée par Friedreich, la mère avait succombé à une hémiplégie subite, le père était alcoolique et était mort hydropique.

Dans la seconde famille, la mère était d'une intelligence bornée ; le père avait fait tous les métiers : tour à tour musicien, tailleur, barbier, il menait une vie des plus déréglées et avait dû engendrer ses enfants en état d'alcoolisme aigu ; il succomba encore jeune, des suites de ses débauches, à une phthisie laryngée.

Dans les observations rapportées récemment par Seeligmüller, les parents étaient cousins germains et il existait dans la famille, depuis plusieurs générations, des états névropathiques divers, mais ne rappelant en rien l'ataxie.

Enfin, dans la famille citée par Gowers, la mère était choréique, le père était bien portant, mais un de ses frères et deux cousins étaient aliénés.

Dans quelques cas, l'hérédité n'est pas notée, soit qu'elle manque réellement, soit que, comme cela arrive assez souvent, elle soit dissimulée par les malades ou leurs parents, par ignorance ou par mauvaise foi. C'est ce qu'on rencontre dans la troisième famille de Friedreich, la famille Schülz, où on n'a pas noté d'antécédents héréditaires particuliers, mais cinq frères ou sœurs étaient morts en bas âge.

Mais ce qui caractérise surtout l'ataxie héréditaire, c'est qu'elle ne se limite pas à un seul membre d'une famille, elle en frappe toujours plusieurs, s'étendant aux frères ou sœurs de celui qui a été le premier atteint. Ainsi, les trente-deux cas d'ataxie héréditaire que nous avons réunis se répartissent sur onze familles ; dans chacune de ces familles il y a toujours deux, trois et jusqu'à cinq (Gowers) et même sept (Carre) enfants de frappés.

A ce point de vue, nous croyons intéressant de résumer ici l'intéressante communication faite par le Dr Gowers à la Société clinique de Londres.

Il s'agit d'une famille de neuf enfants, dont cinq ont été atteints d'ataxie. Voici les principaux symptômes présentés par chacun d'eux.

1° Un fils âgé de 39 ans : il présente une ataxie très-marquée qui a débuté à 19 ans; il est à peine capable de marcher avec des béquilles ; il existe de l'incoordination dans les membres supérieurs et de l'embarras de la parole. Sensibilité normale, sauf de l'hyperalgésie aux membres inférieurs.. Réflexe du genou aboli.

2° Une fille âgée de 29 ans, chez laquelle la maladie a commencé à 18 ans : l'ataxie est très marquée aux membres inférieurs et s'accompagne de faiblesse ; à peine si elle peut se tenir debout. Incoordination des membres supérieurs. Embarras de la parole. Sensibilité normale. Réflexe du genou aboli.

3° Un fils âgé de 29 ans, la maladie s'est montrée à 19 ans: il présente de l'ataxie dans les quatre membres, il est à peine capable de marcher. Sensibilité normale. Réflexe du genou aboli. Trouble de la parole.

4° Un fils âgé de 22 ans, chez lequel la maladie est à son début ; il parle en bredouillant, il ne peut se tenir debout les yeux fermés ; le réflexe du genou est aboli, la sensibilité tactile est diminuée aux membres inférieurs, les membres supérieurs ne sont pas encore atteints.

5° Un fils âgé de 19 ans : affecté plus fortement que le précédent, il présente de l'incertitude dans la marche, il ne peut se tenir debout les yeux fermés; la sensibilité tactile est diminuée, le réflexe du genou est aboli, l'écriture est tremblée et il y a du bredouillement dans la parole.

Ainsi, voilà cinq membres d'une même famille, quatre garçons et une fille, qui ont été frappés à peu près vers le même âge de la même maladie qui s'est caractérisée chez chacun d'eux par des symptômes identiques, s'accentuant progressivement des plus jeunes aux plus âgés.

Sexe. — Friedreich, dans les trois familles qu'il avait observées, sur neuf enfants avait trouvé la maladie sept fois chez des filles, d'où il avait conclu à la prédominance de la maladie dans le sexe féminin. Cette conclusion de Friedreich a été acceptée par les auteurs qui ont traité cette question après lui, par Erb et Möbius.

L'analyse des trente-deux cas que nous avons réunis ne nous permet pas de nous y rallier : ces trente-deux cas en effet se répartissent entre dix-sept garçons et quinze filles, d'où même ressortirait une prédominance du sexe masculin.

Mais nous croyons plus légitime de conclure que la prédisposition à l'ataxie héréditaire est à peu près la même dans les deux sexes.

Age. — Pour Friedreich, l'ataxie héréditaire serait une maladie de la *puberté*. C'est là une assertion généralement exacte, mais cette maladie peut se rencontrer aussi dans l'enfance et dans la jeunesse.

Sur vingt-deux cas où l'âge du début a été noté, nous trouvons que cet âge est loin d'être constant : il varie de 6 à 24 ans.

Au point de vue des rapports du sexe avec l'âge, on pourrait les répartir de la façon suivante :

	6 à 12 ans.	13 à 20 ans.	21 à 24 ans.	Total.
Garçons...	7	4	0	11
Filles.....	1	8	2	11
	8	12	2	22

Ce tableau est instructif à plusieurs points de vue. D'abord il ne confirme que partiellement l'opinion de Friedreich sur l'influence étiologique de la puberté : en effet, sur vingt-deux cas, il n'y en a que douze qui obéissent à cette loi, et remarquons que sur ces douze il y en a huit qui se rapportent au sexe féminin ; il en est de même des deux cas développés après 20 ans. Au contraire, sur les huit cas qui ont débuté dans l'enfance, nous en trouvons sept appartenant au sexe masculin.

De la comparaison de ces divers chiffres, il nous paraît légitime de conclure que le début de l'ataxie héréditaire est plus précoce chez les garçons que chez les filles ; que si pour elles c'est une maladie de la puberté et de la jeunesse, pour les premiers c'est surtout une maladie de l'enfance.

Quant aux influences qui favorisent l'éclosion de la maladie à tel âge plutôt qu'à tel autre, nous nous déclarons impuissant à les déterminer : peut-être pour les jeunes filles, où le début paraît se faire de préférence à l'âge de la puberté, faudrait-il accuser les mouvements fluxionnaires qui accompagnent le développement de l'appareil génital et l'instauration menstruelle qui ont lieu précisément à cette époque.

Tempérament. — L'influence du tempérament n'a pas été notée d'une façon spéciale, mais ce sont surtout les sujets à tempérament nerveux, particulièrement lymphatiques nerveux, qui doivent être plus prédisposés à présenter les symptômes de l'ataxie héréditaire, surtout s'ils ont une hérédité suspecte.

Diathèses, états généraux. — Si nous signalons cet ordre de causes, c'est surtout pour attirer sur elles l'attention des observateurs à venir, car jusqu'ici on ne paraît pas les avoir recherchées ; et cependant on sait le rôle immense que jouent les diathèses dans l'étiologie de la plupart des maladies nerveuses, et il est à présumer que l'ataxie héréditaire ne fait pas exception à la règle.

C'est surtout chez les parents qu'il faut rechercher l'existence d'états généraux diathésiques, et à ce titre ils doivent être étudiés au chapitre de l'Hérédité indirecte.

Nous avons déjà parlé de l'influence de *l'alcoolisme ;* peut-être faudrait-il placer à côté la *tuberculose* : dans une des familles observées par Friedreich, le père, d'ailleurs alcoolique, succomba à une phthisie laryngée ; de même, la grand'mère paternelle de notre malade paraît être morte de phthisie pulmonaire.

Enfin la *syphilis,* qui n'a pas encore été signalée, mériterait d'être recherchée avec soin, car on connaît bien aujourd'hui quel rôle considérable elle joue dans les maladies du système nerveux central[1].

Excès sexuels. — C'est pour être complet que nous en faisons mention ; nous ne les trouvons en effet signalés que dans les observations de Seeligmüller : les deux jeunes gens dont il parle se livraient à l'onanisme avant l'apparition des symptômes ataxiques, mais leur penchant pourrait être considéré comme effet plutôt que comme cause de la maladie encore à son début,

[1] Voyez en particulier : Fournier; De l'ataxie locomotrice d'origine syphilitique. Paris, 1882.

CHAPITRE III.

SYMPTOMATOLOGIE.

Nous ferons d'abord une description générale des symptômes qui caractérisent l'ataxie héréditaire et de la marche qu'ils affectent, puis nous étudierons chacun d'eux considéré isolément en lui-même.

I. ÉTUDE GÉNÉRALE.

Début. — Le début par des troubles de sensibilité (générale ou spéciale), qui est la règle dans l'ataxie locomotrice progressive, est tout à fait exceptionnel dans l'ataxie héréditaire; nous le trouvons signalé dans une seule observation, celle de Carre (Obs. I).

D'une manière générale, le début se fait sans prodromes, par l'apparition d'une faiblesse spéciale dans l'un des membres inférieurs et le plus souvent dans tous les deux, qui rend la marche hésitante et incertaine.

Dans certains cas, avec ces troubles de la motilité coïncident des troubles de la sensibilité (douleurs erratiques, anesthésie), dans les membres inférieurs.

Un signe précoce est encore l'abolition des réflexes tendineux, mais il a manqué plusieurs fois.

Première période (période de *généralisation*).—Les phénomènes du début s'exagèrent : la marche, qui était d'abord simplement incertaine, devient franchement ataxique; la station droite elle-même devient difficile. En outre, l'incoordination motrice s'étend aux membres supérieurs, qui deviennent inhabiles à exécuter la plupart des mouvements coordonnés volontaires. Bientôt même le tronc et la tête participent à ce défaut d'équilibration : ils se trouvent agités par des oscillations irrégulières, chaque fois que les malades exécutent des mouvements tant soit peu étendus, par exemple quand ils marchent.

A une phase plus ou moins avancée, la parole s'embarrasse, devient hésitante, bredouillée, et cela sans aucune paralysie de la langue ; mais celle-ci peut être agitée par des secousses irrégulières ou du tremblement.

Deuxième période (période d'*impotence fonctionnelle*).—Cette période, souvent très longue, n'est que l'exagération de la précédente.

L'incoordination motrice devient telle dans les membres inférieurs, que non-seulement la marche mais encore la station debout est absolument impossible : le malade est condamné à passer le reste de ses jours couché au lit ou assis dans un fauteuil. Du côté des membres supérieurs, des phénomènes analogues se produisent : le patient ne peut plus exécuter aucun mouvement coordonné, il ne peut se boutonner, manger seul, etc. Malgré une impotence fonctionnelle aussi caractérisée, il n'existe généralement pas de paralysie.

Cependant, à une période ultime, les membres impotents (en particulier membres inférieurs) peuvent être à la longue atteints de paralysie plus ou moins complète et d'atrophie consécutive ; en même temps apparaissent dans certains cas des altérations de la sensibilité.

La parole s'embarrasse de plus en plus et finit par devenir absolument inintelligible.

La nutrition est rarement altérée ; malgré un séjour prolongé au lit, les phénomènes de décubitus ne s'observent qu'exceptionnellement.

TERMINAISON. — La terminaison de la maladie est la mort, qui se produit soit, mais très rarement, par un affaiblissement progressif, soit, et le plus souvent, par une maladie intercurrente (fièvre typhoïde dans trois cas).

L'observation suivante, empruntée à Friedreich, vient à l'appui de l'étude générale que nous venons de tracer.

OBSERVATION II.

(Second cas de FRIEDREICH.)

Ataxie des quatre membres. — Embarras de la parole. — Troubles sécrétoires passagers. — Vertiges. — Palpitations. — Cypho-scoliose. — Oscillations irrégulières de la tête et du tronc. — Nystagmus. — A une période avancée, contractures, paralysies, atrophies, troubles de sensibilité dans les membres inférieurs. — Accès de dyspnée. — Mort (après 33 ans de maladie). — Dégénérescence grise des cordons postérieurs ayant envahi partiellement les cordons latéraux et antérieurs.

Charlotte Lotsch (de Schwetzingen) a commencé à éprouver dans sa dix-huitième année une faiblesse permanente dans l'extrémité inférieure gauche, puis dans la droite. Cette faiblesse augmenta progressivement, et bientôt la malade se trouva dans l'impossibilité de vaquer aux occupations de son ménage. Au reste, pas de douleurs dans les extrémités affectées. A l'âge de 24 ans, à la suite d'une couche, aggravation notable; impossibilité de marcher sans un appui étranger. Deux ans plus tard, sentiment de faiblesse dans les extrémités supérieures, paraissant avoir débuté simultanément des deux côtés. En même temps, la parole commença à être gênée. Tous les symptômes s'aggravèrent progressivement. La malade entra à l'hôpital le 20 juillet 1858, treize ans environ après le début des accidents; elle était alors âgée de 31 ans.

Elle était grêle de taille, bien nourrie d'ailleurs, et le développement des muscles en particulier ne laissait rien à désirer. Elle ne pouvait marcher, et il lui était même impossible de se tenir debout sans s'appuyer, à l'aide des mains, sur un soutien solide. Dans le décubitus dorsal elle exécutait les divers mouvements des extrémités inférieures d'une manière assez rapide et complète, mais toujours au prix d'assez grands efforts. Elle pouvait imprimer avec facilité tous les mouvements simples aux extrémités supérieures, aux mains, et il fallait une force assez grande pour surmonter la résistance des muscles contractés. La motilité paraissait par contre profondément troublée du moment que la malade essayait d'accomplir des mouvements combinés, de saisir un objet qu'on lui présentait, d'enfiler une aiguille, etc. Elle n'y réussissait qu'après une série de mouvements irréguliers, de détours, d'essais infructueux. La parole était un peu lourde et balbutiante, pas assez toutefois pour qu'elle ne pût être comprise ; langue non déviée, exécutant d'ailleurs avec facilité ses divers mouvements simples, agitée cependant d'un léger tremblement lorsque la malade cherchait à la tenir immobile après l'avoir tirée. Pas de déviation de la luette, du voile du palais, ni de la colonne vertébrale ; état normal de la sensibilité cutanée, de la distinction des températures et des divers degrés de pression, de même que la sensibilité musculaire. Tous les muscles se contractent énergiquement et complètement sous l'influence de la faradisation portée directement sur leur corps ou appliquée aux nerfs qui les animent.

Sauf un peu de constipation, toutes les autres fonctions s'éxécutaient à l'état normal.

La malade resta dans cet état pendant plus d'un an ; les symptômes décrits ne s'aggravaient pas d'une manière bien sensible. Le 24 août 1859, après que la malade eut éprouvé pendant plusieurs jours une exagération singulière de la soif, on vit apparaître un diabète insipide qui s'aggrava rapidement au bout de quelques jours et arriva à son maximum dans les premiers jours de novembre. La malade absorbait alors plus de treize litres de boisson et évacuait plus de douze litres et demi d'urines d'une densité de 1003,3 seulement. Pas d'exagération de l'appétit ; la polyurie s'accompagna seulement d'une accélération du pouls (environ 100 pulsations par minute), de bouffées de chaleur, de fluxions revenant dans la soirée, et çà et là d'éruptions érythémateuses fugaces au cou, au thorax, à la face, enfin de furoncles. Le 8 septembre, la malade éprouva subitement une faiblesse plus grande dans les extrémités du côté droit, une sensation d'engourdissement de ces parties, phénomènes qui se dissipèrent d'ailleurs au bout de quelques jours. La polyurie ne fut pas modifiée par les divers moyens employés.

État stationnaire jusqu'au 8 décembre 1859. Ce jour, l'hydrurie disparut subitement, la soif diminua et des sécrétions aqueuses s'établirent par divers organes. A la disparition de la polyurie succédèrent immédiatement des sueurs et une sialorrhée abondantes. La salivation ne dura que peu de jours, mais les sueurs ne cessèrent de fatiguer la malade jour et nuit jusque dans les derniers jours du mois d'avril 1860. La malade, sujette précédemment à une constipation opiniâtre, eut en outre, à partir du mois de janvier 1860, des selles aqueuses fréquentes et copieuses, alternant jusqu'à un certain point avec les sueurs. De même, des vomissements fréquents indiquèrent une sécrétion aqueuse anormale à la face interne de la muqueuse stomacale. Ces divers troubles des sécrétions ne disparurent qu'à la fin du mois d'avril 1860.

Ces accidents furent accompagnés et suivis d'une aggravation progressive des troubles de la motilité. Le 1er juin 1860, les extrémités étaient beaucoup plus faibles ; la difficulté des divers mouvements et surtout des mouvements combinés avait beaucoup augmenté. Lorsque la malade essayait de saisir un objet, des mouvements associés, irréguliers, gênants, agitaient le tronc et les extrémités. Elle ne pouvait rester assise librement et était obligée de s'accroupir. Parole bien plus gênée, difficile à comprendre. Depuis quelque temps déjà la malade éprouvait, notamment dans l'attitude verticale, des palpitations très-pénibles, des moments de dyspnée et d'oppression. La palpitation surtout se reproduisait avec une grande intensité, accompagnée de pâleur de la face, de refroidissement des extrémités, d'un collapsus manifeste. Rien d'anormal à l'examen objectif du cœur et des poumons. Selles régulières depuis la cessation du diabète.

Janvier 1861. Aggravation lente mais manifeste des accidents. La malade est tourmentée surtout par des vertiges longtemps prolongés, des palpitations accompagnées d'une anxiété excessive. La parole est beaucoup plus embarrassée. Depuis quelques mois il arrive parfois, lorsque la malade veut parler, que la langue reste complètement immobile et la parole absolument supprimée pendant quelques instants.

Août. Palpitations moins fréquentes et moins violentes depuis six mois ; moins de vertiges. Il n'y a plus d'accès de paralysie complète de la parole. Tous les symptômes paraissent être restés à peu près stationnaires. Les uns, y compris la sensibilité cutanée, sont toujours dans une intégrité parfaite. La contractilité électro-musculaire est bien conservée. Pas de paralysie de la vessie ni du rectum ; pas de troubles de la nutrition des muscles. Les diverses fonctions organiques se font toujours très bien.

Juin 1862. Depuis un an, pas de changements notables. Il n'y a plus eu d'accès de palpitation, de paralysie complète de la parole, de vertiges excessifs. La malade éprouve cependant presque continuellement une sensation vertigineuse légère qui l'incommode d'ailleurs fort peu. Les troubles de la motilité persistent à peu près au même degré ; seulement les mouvements volontaires des extrémités inférieures sont devenus depuis quelques mois plus lents et plus incomplets. Le courant électrique provoque plus difficilement qu'autrefois, et seulement lorsqu'on lui donne une grande intensité, des contractions dans les muscles des extrémités inférieures, notamment dans ceux des jambes, qui sont probablement envahis par un commencement de substitution graisseuse. Les fléchisseurs des pieds surtout paraissent en être atteints. Les pieds sont dans une extension permanente et le mouvement de flexion ne s'opère qu'incomplètement. Les orteils aussi sont fléchis depuis quelque temps. La contractilité électro-musculaire n'est d'ailleurs pas affaiblie aux extrémités supérieures. La sensibilité électro-musculaire est affaiblie aux extrémités inférieures. Les fonctions sensitives de la peau ne sont nullement altérées. Depuis quelques mois, la partie dorsale de la colonne vertébrale s'est légèrement déviée à droite. Toutes les autres fonctions sont parfaitement conservées.

Cette même année (1862), la malade quitte la clinique pour aller chez ses parents. Mais ceux-ci étant morts en 1867, elle est reçue, vu son état d'indigence, à l'hospice de Schwetzingen, d'où elle revient à la clinique d'Heidelberg au mois de janvier 1876.

Charlotte L... raconte que pendant son séjour de huit ans à l'hospice de Schwetzingen, elle ne pouvait ni marcher ni se tenir debout, et qu'elle était obligée de rester constamment ou au lit ou dans un fauteuil. Dans les dernières années, les mouvements spontanés étaient devenus impossibles aux membres inférieurs, dans lesquels se produisaient aussi, dans le gauche surtout, de fréquents accès douloureux ; souvent des crampes venaient s'ajouter aux douleurs. Depuis une année à peu près, la miction s'opérait difficilement, et ce n'est que par des efforts prolongés qu'elle arrivait à évacuer l'urine goutte par goutte. Très souvent elle était en proie à une sueur générale ou se trouvait tourmentée par des palpitations.

Depuis une année, les règles n'ont plus reparu. L'état général s'est maintenu bon, le sommeil est régulier, à la condition de n'être pas troublé par les crises de douleurs et de crampes dans les jambes.

État actuel de la malade à sa rentrée à la clinique (commencement de janvier 1876). — La malade est dans ses 49 ans et dans la trente et unième année de sa maladie.

La parole est bien plus embarrassée qu'au moment où elle a quitté la clinique, il y a treize ans ; actuellement, elle articule si mal qu'on la comprend à peine. Cependant les mouvements de la langue, tant au dedans qu'au dehors de la cavité buccale, s'accomplissent normalement ; elle ne présente pas de tremblement. Du côté du voile du palais et du pharynx, tout se passe comme à l'état normal.

Du côté de l'organe de la vision, pupilles régulières, présence de nombreux corpuscules réfringents dans le corps vitré de l'œil droit visibles à l'ophthalmoscope. La vue est intacte des deux côtés, jamais de diplopie ni de strabisme.

On ne constate généralement rien d'anormal lorsque la malade regarde tranquillement devant elle. Mais si on l'examine avec plus d'attention, on constate des troubles remarquables dans les mouvements des yeux : ainsi, lorsqu'on prie la malade de suivre de son regard le doigt que l'on promène lentement devant elle, on constate que les globes oculaires ne le suivent pas d'un mouvement constant et progressif, mais qu'ils changent de direction tantôt dans un sens tantôt dans un autre, et qu'ils retournent rapidement à leur position primitive. Si l'on promène par exemple lentement le doigt de droite à gauche devant les yeux de la malade, on constate que tout d'abord ils le suivent d'une manière parfaitement régulière pendant un moment, mais qu'ensuite ils se dévient, comme dans le nystagmus, en sens inverse, à droite ; tantôt au contraire ils se dévient en haut, comme si la patiente voulait jeter un regard passager sur un point placé au plafond, etc. ; ils retournent ensuite avec des mouvements incertains et des oscillations irrégulières dans leur direction primitive, pour suivre de nouveau le doigt que l'on continue à promener devant eux.

Des mouvements analogues se produisent lorsqu'on promène le doigt dans un sens inverse de gauche à droite, de haut en bas ou inversement. Ce fait se répète avec une netteté encore plus parfaite si l'on fait passer rapidement le doigt devant les yeux, de manière que les globes oculaires soient obligés de se mouvoir plus vite. Il y a évidemment dans ce cas un trouble dans l'association et dans l'action combinée des muscles moteurs de l'œil qui cause la déviation et les mouvements secondaires irréguliers, de sorte que l'on constate sur les globes oculaires un phénomène analogue à celui qui a été reconnu aux membres comme étant un trouble dans la coordination, une ataxie locomotrice.

De même, lorsqu'on prie la malade de vouloir bien fixer un doigt tenu verticalement devant l'œil ou plutôt placé latéralement, la fixation prolongée et tranquille est impossible, malgré la direction correcte des axes visuels; les yeux sont détournés par de petits mouvements oscillatoires se faisant dans un sens transversal et reproduisant tout à fait l'image d'un nystagmus bilatéral. L'action combinée des muscles oculaires, nécessaire pour la fixation d'un objet, est troublée, et leur coordination motrice et statique est diminuée. A part ce nystagmus, on ne trouve aucune altération du côté des sens supérieurs ; l'odorat et le goût sont intacts. Les fonctions psychiques sont normales.

La tête ne peut pas être tenue tranquillement sans soutien ; elle fait souvent des mouvements de balancement analogues à ceux que l'on fait lorsqu'on s'endort étant assis. Mais les mouvements volontaires de la tête dans toutes les directions sont conservés.

La malade est toujours assise dans une position courbée, évidemment à cause de la cypho-scoliose qui avait déjà été notée il y a treize ans, lors de son premier séjour à la clinique.

La force motrice des membres supérieurs n'est guère diminuée jusqu'à aujourd'hui. Il est difficile de vaincre la résistance que la malade oppose à toutes les tentatives de mouvements imprimés, et l'on ne réussit qu'en usant de toute sa force à plier le bras volontairement étendu ou à l'étendre lorsqu'il est fléchi. La malade serre vigoureusement avec ses mains, et l'on a beaucoup de peine à lui faire ouvrir la main fermée en poing. Malgré cela, la coordination motrice des extrémités supérieures est plus troublée qu'elle ne l'était auparavant ; elle ne réussit presque plus à se boutonner, à prendre une plume; quant à écrire, cela lui est devenu à peu près impossible. Lorsque la malade veut saisir un objet que l'on tient devant elle ou lorsqu'elle veut approcher la cuiller de sa bouche, ces mouvements coordonnés ne peuvent être réalisés qu'après un certain nombre d'oscillations irrégulières se faisant dans les directions les plus diverses.

L'occlusion des paupières n'augmente pas les symptômes ataxiques. Si l'on dit à la malade d'étendre horizontalement ou verticalement le bras, pour s'accomplir, ce mouvement s'accompagne d'une incoordination très marquée ; mais, le mouvement une fois exécuté, la malade peut tenir le bras dans cette position parfaitement immobile. Il n'existe donc pas de trouble dans la coordination statique des muscles des membres supérieurs, qui ne se trouve pas non plus modifiée par l'occlusion des yeux.

La sensibilité cutanée est parfaitement conservée aux membres supérieurs; même à l'extrémité des doigts, la malade ressent les moindres excitations et les localise avec une précision parfaite.

La sensibilité musculaire est de même bien conservée. Jamais d'engourdissements ni de fourmillements dans les membres supérieurs et les doigts.

Les membres inférieurs sont envahis au contraire par une paralysie motrice complète; les mouvements volontaires sont à peine encore conservés dans les pieds et les orteils. Les mouvements qui se passent dans les articulations de la hanche et du genou sont devenus tout à fait impossibles; lorsqu'on soulève les jambes, elles retombent inertes. En même temps, il existe des contractures fréquentes dans les muscles de la cuisse, surtout les adducteurs : alors les genoux sont pressés l'un contre l'autre, et si l'on essaie de les séparer on provoque de vives douleurs. Les deux pieds sont constamment en varus équin. Il existe un léger œdème des malléoles. Les muscles de la jambe sont atrophiés et paraissent au toucher flasques, comme atteints de dégénérescence graisseuse.

La sensibilité est considérablement diminuée aux membres inférieurs, mais elle n'est nulle part supprimée : les attouchements légers ne sont plus sentis; des excitations plus fortes, comme les piqûres d'épingle, sont perçues, mais la malade ne reconnaît pas toujours la nature de l'agent excitant.

Une excitation un peu forte portée sur la plante du pied provoque des réflexes encore assez intenses; au contraire, les réflexes tendineux d'Erb manquent absolument.

La sensibilité de la peau du tronc, particulièrement de celle de l'abdomen, est diminuée, mais moins qu'aux membres inférieurs.

Rien d'anormal du côté des organes thoraciques, abdominaux et génitaux internes. La malade souffre beaucoup de ténesme de la vessie; les urines sont troubles et présentent les caractères du catarrhe chronique de la vessie.

1er mars. Depuis deux mois que la malade se trouve dans la clinique, aucun changement notable ne s'est montré dans son état. La malade s'est plaint souvent d'élancements douloureux dans les deux genoux, s'irradiant jusqu'au talon et aux orteils, durant souvent un ou plusieurs jours et disparaissant ensuite complètement. Elle a ressenti encore des douleurs excessivement vives dans la jambe gauche, et particulièrement dans le genou gauche, où ces douleurs sont quelquefois exclusivement limitées; celles-ci sont calmées par les injections de morphine.

Les crampes toniques dans les adducteurs et les fléchisseurs de la cuisse se reproduisent souvent sous forme de paroxysmes ; elles sont surtout violentes du côté gauche.

Pendant les trois premières semaines du nouveau séjour de la malade à la clinique, il s'est produit un phénomène très-remarquable : c'est l'accélération du pouls qui n'était jamais inférieur à 120 pulsations par minute et qui arrivait quelquefois même à 156. En même temps, température normale, quelquefois même inférieure à la normale (36°,2). Après cette période, le pouls revint dans peu de jours à 72-88 pulsations, où il s'est maintenu jusqu'à ce jour. Je n'ai pu guère trouver d'explication pour cette augmentation du nombre des pulsations, de même qu'aucun rapport avec les douleurs.

Plusieurs fois apparurent des sueurs généralisées même aux membres paralysés, et cela sans influence extérieure. L'appétit est conservé; les selles sont souvent diarrhéiques, quelquefois vertiges passagers. Le sommeil, généralement bon, est souvent interrompu par les douleurs dans les membres inférieurs. Une eschare légère au sacrum, que la malade avait à son entrée à la clinique, s'est guérie rapidement sous l'influence d'un traitement approprié.

Pendant les deux dernières années de séjour de la malade dans la clinique d'Heidelberg, la situation de Charlotte L... resta stationnaire : des douleurs violentes se présentèrent de temps en temps dans les membres inférieurs, plus souvent coliques très vives accompagnées de diarrhée, quelquefois vertiges.

Un soir, treize jours avant sa mort, elle fut prise de fièvre ; il se développa une bronchite légère avec fréquents accès dyspnéiques d'une grande violence. Elle succomba dans l'un de ces accès.

Autopsie par le Dr Schultze.—En dehors des lésions du système nerveux, il existait une symphyse cardiaque, des adhérences pleurales des deux côtés, une néphrite interstitielle chronique, une hypertrophie du ventricule gauche, une hypertrophie de la rate.

Du côté de la moelle épinière, on note : dégénérescence grise des cordons postérieurs et de la partie postérieure des cordons latéraux ; aplatissement antéro-postérieur de la moelle, surtout au niveau de la région cervicale ; épaississement de la pie-mère, peu de chose à l'arachnoïde ; petit volume de la moelle au niveau des parties saines.

La dégénérescence grise siège à la périphérie des parties postérieures des cordons postérieurs et latéraux ; elle semble s'être propagée en avant, ce qui est conforme aux premiers cas observés.

Cependant la dégénérescence circulaire n'est pas complète dans la région cervicale ; les deux cordons antérieurs au niveau du sillon antérieur sont atteints en partie. L'un des deux est plus atteint que l'autre, et sur la coupe on peut observer l'altération en forme de virgule, à pointe dirigée vers la périphérie et en avant, et à diamètre longitudinal antéro-postérieur. Cette altération des cordons antérieurs va jusqu'au niveau de l'entrecroisement des pyramides.

Dans celles-ci et dans la moelle allongée, pas de foyers de dégénérescence ; il semble seulement que le tissu conjonctif s'y trouve hypertrophié d'une façon diffuse. La moelle allongée ne semble pas diminuée de volume, comme dans les autres cas. Les colonnes de Clarke et les racines postérieures sont dégénérées.

Malgré l'atrophie considérable des muscles sacro-lombaires et des muscles pelviens, la plus grande partie des cellules ganglionnaires paraissent tout à fait normales dans la région de la moelle lombaire ; quelques-unes cependant semblent ratatinées et dépourvues de noyaux, transformées en amas pigmentaires (altération que l'on rencontre sur quelques cellules seulement dans les moelles de vieillards).

Les racines antérieures intra-médullaires sont intactes. Nulle trace de dégénérescence transversale.

L'état des noyaux de la moelle allongée a été recherché avec soin : ceux de l'hypoglosse, du vague et des oculo-moteurs sont intacts.

Au microscope, même résultat que pour les cas précédents : dégénérescence fibrillaire de la substance blanche, corps amylacés en quantité ; pas de cellules à petits noyaux ; rien dans la substance grise ; atrophie des racines postérieures.

Quant aux muscles, ceux des lombes de couleur jaune sont atrophiés et renferment une grande quantité de noyaux.

II. ÉTUDE ANALYTIQUE DES SYMPTOMES

Nous allons étudier maintenant chaque symptôme en particulier.

Motilité. — Les *troubles de la motilité* constituent le symptôme le plus important, on peut dire fondamental, de l'ataxie héréditaire.

Ils sont en général précoces et c'est par eux que s'annonce le plus souvent la maladie ; ils portent au début sur les membres inférieurs et affectent ordinairement le type paraplégique, quelquefois tout d'abord le type monoplégique, et, dans ce dernier cas, s'étendent secondairement à l'autre membre inférieur avant d'envahir les membres supérieurs. Exceptionnellement ils peuvent, avant de s'étendre au membre inférieur resté sain, envahir le membre supérieur du côté malade, de façon qu'à un moment donné ils affectent le type hémiplégique. Mais en tout cas, à une période plus ou moins avancée de la maladie, les quatre membres sont pris, les inférieurs surtout, à un haut degré.

Au début, ces troubles de la motilité se caractérisent par un affaiblissement progressif dans les *membres inférieurs* ; la marche devient hésitante, incertaine ; les malades présentent une démarche spéciale ; ils progressent les jambes écartées, en chancelant comme des gens ivres ; à chaque pas ils projettent follement leurs jambes à droite et à gauche et puis frappent vivement le sol du talon.

A une période plus avancée, la station debout elle-même devient difficile, les malades ne peuvent se maintenir en équilibre qu'en écartant les pieds pour élargir leur base de sustentation ; la marche n'est possible qu'en s'appuyant sur les objets voisins ou au bras d'un aide. Plus tard encore, la marche et la station debout sont absolument impossibles, le malade est condamné au repos absolu au lit ou sur un fauteuil.

Enfin, à une phase ultime, les membres inférieurs peuvent être atteints de crampes, de contractures passagères, et même de paralysie véritable ; dans ce cas, dont l'Observation II nous fournit un exemple remarquable, ils ne peuvent exécuter aucun mouvement volontaire.

Du côté des *membres supérieurs*, des phénomènes analogues se produisent, mais seulement plusieurs années après l'apparition des premiers symptômes de la maladie. Au début, c'est une difficulté d'exécuter les mouvements coordonnés un peu délicats, par exemple l'écriture, qui devient tremblée. Plus tard, les mouvements délicats deviennent impossibles, les mouvements coordonnés moins complexes, comme ceux nécessaires pour porter une cuiller à la bouche, pour se boutonner, etc., deviennent à leur tour difficiles : ainsi, l'action de porter une cuiller à la bouche doit être exécutée vivement, sinon la main manque le but et est alors agitée d'oscillations irrégulières qui en font renverser le contenu ; la préhension même des petits objets ne se fait qu'avec peine : ainsi, lorsqu'à notre malade (Voy. Obs. VII) nous lui faisions prendre une épingle, des mouvements désordonnés se produisaient dans ses doigts pour arriver à la saisir, et ce n'était qu'après plusieurs tentatives infructueuses qu'elle parvenait à la fixer. Enfin, à une période ultime, tout mouvement coordonné volontaire est à peu près impossible, les malades ne peuvent s'habiller, manger seuls.

L'*exagération* de ces troubles de la motilité par l'*occlusion des yeux* ou par la présence du malade dans un milieu obscur avait été notée par Friedreich comme exceptionnelle dans l'ataxie héréditaire ; l'examen des cas publiés dans ces dernières années (Observations de Gowers, de Seeligmüller, Observation personnelle) ne nous permet pas de souscrire à une pareille conclusion : nous croyons que ce phénomène doit être noté comme un symptôme, sinon constant, du moins assez fréquent de la maladie qui nous occupe.

Ces troubles de la motilité, qui se produisent dans les membres à l'occasion des mouvements volontaires et qui peuvent aller jusqu'à l'impotence fonctionnelle absolue, ne sont pas habituellement liés à la paralysie. En effet la *force musculaire* est en général *conservée* : ainsi, notre malade faisait au dynamomètre 49 de la main droite, 46 de la gauche, ce qui indique un degré de force relativement élevé pour une femme ; de même, aux membres inférieurs, il fallait déployer une très grande force pour résister aux mouvements qu'elle leur imprimait étant couchée. Le même fait se trouve noté dans toutes les observations : des malades qui présentaient une inaptitude complète à se tenir debout, à porter une cuiller à la bouche, etc., remuaient parfaitement leurs membres dans le lit.

Ces troubles de la motilité sont dus à un manque de coordination dans l'action combinée et synergique des muscles, nécessaire pour l'exécution des mouvements volontaires ; en un mot, c'est de l'*ataxie motrice.* D'abord limitée aux membres inférieurs, elle se généralise ensuite aux quatre membres. L'ataxie nous explique le désordre de la marche, semblable à celle d'un sujet pris de vin, la difficulté de la station debout, l'exagération de ces phénomènes par l'occlusion des yeux, l'impossibilité d'exécuter avec les membres supérieurs des mouvements un peu complexes, etc.

Ce n'est qu'à une phase très avancée de la maladie que l'incoordination motrice peut, comme dans la dernière période de l'ataxie classique, faire place dans les membres inférieurs à de la *paralysie* ; consécutivement, les muscles s'atrophient et la force musculaire se trouve anéantie dans ces membres.

Mais ce n'est pas seulement dans les membres que se produisent, à l'occasion des mouvements volontaires, des troubles de motilité ; on peut en observer encore du côté de la *tête* et du *tronc.*

Ainsi, il n'est pas rare, à une période plus ou moins avancée de la maladie, de voir, lorsque le malade exécute un mouvement complexe, qu'il marche par exemple, la tête et le tronc agités d'une sorte de tremblement qui se propage quelquefois aux membres supérieurs ; ce sont même plutôt des *oscillations irrégulières* qu'un tremblement véritable. A un certain moment, ces oscillations peuvent se produire dans la tête en dehors de tout mouvement, quand celle-ci se trouve sans point d'appui ; elle branle alors, suivant la comparaison de Friedreich, comme celle d'une personne qui s'endort étant assise sur une chaise.

Embarras de la parole. — C'est un symptôme à peu près constant de l'ataxie héréditaire. Il se présente généralement à une période assez avancée de la maladie.

Au début, la *parole* est simplement hésitante, bredouillée : les malades ont beaucoup de peine à prononcer des mots composés de plusieurs syllabes; ils s'interrompent à plusieurs reprises avant de réussir à les articuler complètement. Plus tard, la parole s'embarrasse de plus en plus et finit par devenir inintelligible.

Chez la malade de l'Observation II, on a même observé pendant quelque temps des accès passagers de glossoplégie complète.

Malgré tous ces troubles de la parole, la langue ne présente ni paralysie ni atrophie, ses mouvements sont parfaitement libres tant au dedans qu'en dehors de la cavité buccale. Dans certains cas, elle peut être au repos agitée par des secousses irrégulières.

Du côté du voile du palais, des lèvres, on n'observe non plus généralement rien d'anormal, de sorte que l'embarras de la parole paraît devoir être rattaché à un phénomène analogue à celui qui préside au désordre de la motilité dans les membres, c'est-à-dire à un défaut de coordination dans les muscles de la langue.

Sensibilité. — La *sensibilité générale* est ordinairement conservée dans tous ses modes (tact, douleur, température).

Cependant, dans plusieurs observations nous trouvons notés des troubles de la sensibilité consistant, soit en phénomènes douloureux, soit en une anesthésie plus ou moins limitée. Ces troubles de la sensibilité n'appartiennent pas généralement à la période d'état de la maladie, ils se montrent, soit au début, soit à une période très avancée.

Au début, on peut observer des douleurs fulgurantes, soit dans les membres, et particulièrement les membres inférieurs, soit en ceinture, comme dans l'ataxie classique. Quelquefois même constituent-elles à elles seules la première manifestation de la maladie : c'est ce qui s'est produit dans l'observation de Carre (Obs. I). Plus souvent ce sont des douleurs erratiques qui accompagnent l'apparition des troubles moteurs dans les membres : c'est ce qui a été observé dans trois cas de Friedreich (Obs. III, IV et V de son Mémoire). Enfin, dans quelques cas (deux cas de Gowers), c'est une anesthésie légère qui se produit dans les membres les premiers atteints d'incoordination motrice.

Mais c'est particulièrement à une période avancée de la maladie que les troubles de sensibilité s'accusent ; ils sont surtout caractérisés par une diminution de sensibilité, une anesthésie le plus souvent limitée aux membres inférieurs. Avec cette anesthésie peuvent coïncider des crises douloureuses, quelquefois assez intenses pour rappeler les accès de douleurs fulgurantes des véritables ataxiques.

La *sensibilité musculaire* est généralement conservée, les malades se rendent compte de la force qu'ils ont à déployer pour exécuter tel ou tel mouvement, pour soulever tel ou tel poids, etc.

La *sensibilité électro-musculaire* persiste dans les premiers temps de la maladie, mais plus tard elle s'émousse et disparaît longtemps avant la sensibilité cutanée et musculaire : les malades supportent alors des courants très énergiques sans douleur vive, bien que leur action soit suivie de contractions musculaires très accentuées.

La *sensibilité réflexe* est conservée, même à une période avancée : ainsi, dans l'Observation II, à un moment où les membres inférieurs se trouvaient dans un état à peu près complet de paralysie, le chatouillement de la plante des pieds donnait lieu aux réflexes habituels. Aussi la tonicité des *sphincters* n'est pas altérée, et il est exceptionnel de voir des troubles de l'urination ou de la défécation ; dans un seul cas (Obs. II) et à une période en quelque sorte ultime de la maladie, on a noté une tendance à la rétention d'urine.

Quant au *réflexe tendineux*, au phénomène du genou de Erb, il est généralement aboli dès le début, comme dans l'ataxie classique. Mais ce n'est pas là un symptôme absolument constant de l'ataxie héréditaire, car dans les cas récemment publiés par Seeligmüller, loin d'être aboli, le réflexe tendineux était plutôt exagéré.

Sens. — Les sens conservent dans l'ataxie héréditaire une intégrité complète.

En particulier la *vue*, dont les altérations constituent un symptôme presque constant et le plus souvent précoce de l'ataxie classique, n'est pas généralement troublée : on n'observe le plus souvent ni amblyopie, ni strabisme, ni diplopie, ni modifications de l'ouverture pupillaire.

Seulement, dans un assez grand nombre d'observations (Friedreich, Seeligmüller, Schmid), on a noté un trouble dans les mouvements du globe oculaire, un *nystagmus* bilatéral se produisant alternativement de dehors en dedans et de dedans en dehors. Ce nystagmus n'est pas persistant; il ne se produit que lorsque le malade veut fixer un objet rapproché, particulièrement si celui-ci se trouve placé un peu latéralement, ou encore lorsqu'il veut suivre un objet que l'on promène à peu de distance devant ses yeux. Ce phénomène est augmenté par les émotions, par les pleurs. Il disparaît lorsque le malade porte son regard à une certaine distance ou bien qu'il cesse de regarder. Ce nystagmus paraît lié à un trouble dans la coördination des muscles moteurs de l'œil analogue à ce qui se passe du côté des membres, par conséquent à une véritable ataxie.

Du côté du goût, de l'ouïe, de l'odorat, rien d'anormal à noter.

Phénomènes céphaliques.—Ils se présentent sous deux formes principales : *vertiges* et *attaques apoplectiformes*.

1° *Vertiges*.—Il sont assez fréquents, puisque dans ses six premiers cas Friedreich les a notés quatre fois ; ces vertiges se produisent surtout quand les malades sont debout et même quand ils sont assis ; ils se présentent, soit sous forme d'accès transitoires, soit comme symptôme plus ou moins persistant.

2° *Attaques apoplectiformes*. — Elles n'avaient pas encore été notées dans les cas publiés d'ataxie héréditaire ; c'est sur notre malade que nous avons eu l'occasion de les observer quelques jours avant sa mort. Chez elle, elles ont débuté inopinément, sans prodromes spéciaux, et se sont caractérisées par une perte rapide mais incomplète de connaissance, par la résolution des quatre membres, par une anesthésie généralisée, par une gêne considérable de la respiration qui était saccadée et bruyante, par des battements cardiaques tumultueux, par une grande fréquence du pouls (130 P.) et par une élévation notable de température (39°) ; les convulsions ont fait défaut. Ces symptômes disparurent au bout de quelques heures, sans laisser d'autres traces qu'une grande prostration des forces, pour se reproduire encore à quelques jours d'intervalle ; la malade succomba à la troisième attaque.

Intelligence.—Dans cette maladie, l'intelligence reste généralement *intacte*. Ainsi, chez les malades qui subissent les premières atteintes de la maladie dans l'enfance, on remarque que leur intelligence est aussi vive que chez les autres sujets de leur âge ; ils apprennent aussi facilement qu'eux ; ce n'est que pour l'écriture qu'ils font peu de progrès, ce qui se comprend facilement, étant donnée l'incoordination des membres supérieurs.

Cependant, dans quelques cas l'intelligence a paru légèrement atteinte : la malade qui fait le sujet de notre Observation avait une intelligence bornée, un caractère bizarre et emporté ; chez les malades de Seeligmüller, il y avait quelques troubles de l'idéation. Mais ce sont là des faits exceptionnels.

Nutrition. — Généralement la nutrition n'est pas altérée, les fonctions végétatives s'accomplissent bien.

Jusqu'à une période avancée, les masses musculaires ne subissent pas d'*atrophie*, elles conservent leur volume normal et leur *contractilité électrique*. Mais dans certains cas, lorsque la maladie est parvenue à sa phase ultime, que la paralysie s'est emparée des membres inférieurs, on peut voir l'atrophie envahir les muscles des membres inférieurs, ceux du dos, etc. ; en même temps, la contractilité électrique disparaît des muscles atteints, ce qui semble indiquer une dégénérescence de la fibre musculaire.

Malgré un séjour prolongé au lit, les lésions de *décubitus*, les eschares au sacrum, si communes dans l'ataxie classique, sont exceptionnelles ; nous n'en avons trouvé cité qu'un exemple (Obs. II. de Friedreich), et dans ce cas cet accident s'était produit à la dernière période de la maladie, et encore céda-t-il rapidement à un traitement approprié.

Déviation de la colonne vertébrale. — Cette déviation a été observée dans cinq cas par Friedreich : elle se développe généralement dans le cours de la maladie, à une période plus ou moins avancée; exceptionnellement elle peut se produire quelque temps avant le début des premiers troubles moteurs, c'est ce qui eut lieu dans l'Observation V (Obs. IV du Mémoire de Friedreich). Elle est caractérisée par une *scoliose* de la région dorsale à convexité dirigée à droite ; trois fois cette scoliose s'est compliquée de *cyphose* : dans ces derniers cas, on a pu observer à une période avancée, par suite de l'atrophie des muscles du dos, une exagération considérable de la déviation rachidienne ; les malades ne pouvaient se tenir assis qu'accroupis sur eux-mêmes.

Appareil génital. — Les *fonctions génitales* sont généralement *troublées* ou même *abolies*.

Chez les hommes, au bout d'un certain temps, l'aptitude au coït disparaît, les érections même sont supprimées ; l'impuissance devient absolue.

Chez les femmes, les fonctions menstruelles sont troublées : les règles sont peu abondantes, viennent irrégulièrement et finissent même par être supprimées avant l'âge habituel de la ménopause.

Symptomes accessoires. — Nous venons de passer en revue les principaux symptômes par lesquels se manifeste l'ataxie héréditaire.

Nous devons étudier maintenant quelques symptômes accessoires qui se trouvent notés dans certaines observations, mais qui ne font pas partie intégrante de l'histoire clinique proprement dite de la maladie.

Ces phénomènes accessoires consistent en troubles fonctionnels des diverses sécrétions de l'appareil cardio-vasculaire, de l'appareil respiratoire, et en éruptions cutanées diverses.

En particulier, la malade de l'Observation II, empruntée à Friedreich, nous fournit un exemple très remarquable de ces phénomènes accessoires ; aussi croyons-nous ne pouvoir en donner une meilleure description qu'en racontant ce qui s'est passé chez elle. Le 24 août 1859, à la suite de l'ingestion d'une grande quantité de boisson, elle est prise d'un diabète insipide (polyurie) accompagné de bouffées de chaleur revenant le soir, d'une accélération du pouls et de l'apparition fugace d'éruptions furonculeuses et érythémateuses; ce diabète persiste jusqu'au 8 décembre. Ce jour-là, il disparaît et est remplacé par une sialorrhée abondante qui disparaît elle-même au bout de quelques jours et par des sueurs généralisées alternant avec des selles ou des vomissements aqueux qui persistent jusqu'à la fin d'avril 1860. A partir de ce moment, les troubles sécrétoires se suppriment, mais il se produit des palpitations cardiaques d'une grande intensité, accompagnées de fréquents accès de dyspnée. Ces phénomènes s'atténuent au bout d'un an. Enfin, lors de son dernier séjour à la clinique d'Heidelberg, cette malade a présenté pendant quinze jours une accélération remarquable du pouls, qui est monté jusqu'à 156 pulsations.

Ces phénomènes divers, qui au premier abord ne semblent avoir entre eux aucun rapport, nous paraissent devoir être attribués à des troubles vaso-moteurs dépendant de perturbations circulatoires dans le bulbe.

COMPLICATIONS. — Les états morbides qui sont venus le plus fréquemment se surajouter à l'ataxie héréditaire sont : la *fièvre typhoïde*, qui dans quatre cas (Obs. III, IV, V et VI) amena la mort ; la *phthisie pulmonaire* (Observation personnelle), la *néphrite interstitielle* (Obs. II).

MARCHE, DURÉE, TERMINAISON.— La *marche* de l'ataxie héréditaire est essentiellement *lente*, mais fatalement *progressive* ; elle peut suspendre ses progrès pendant quelques années, mais pour reprendre ensuite le cours de son évolution. Celle-ci est constamment identique : la maladie frappe successivement les membres inférieurs, les supérieurs, la langue, en présentant toujours sa plus grande intensité au niveau des membres les premiers atteints.

La *durée* de la maladie est excessivement *longue* : dans les six cas qui se sont terminés par la mort, l'affection datait de huit, douze, quinze, seize, vingt-quatre et trente-trois ans, ce qui donne une durée moyenne de dix-huit ans.

La *terminaison* paraît devoir être toujours la *mort*. Mais celle-ci arrive rarement par un affaiblissement progressif dû à la marche naturelle de la maladie ; le plus souvent, c'est à une *complication*, à une maladie intercurrente ou bien à un phénomène morbide surajouté, que les malades succombent. Peut-être pourrait-on rapporter la mort de la malade de l'Observ. II, qui a succombé après trente-trois ans de maladie, au premier mode de terminaison ; cependant la rapidité de sa mort survenue au milieu d'un accès de dyspnée et la constatation à l'autopsie d'une néphrite interstitielle feraient plutôt songer à un accident urémique. Quant au second mode de terminaison, il est de beaucoup le plus commun : quatre malades de Friedreich ont succombé à la fièvre typhoïde, et cela dès la première période ; cette fin rapide pourrait peut-être être mise sur le compte de la dégénérescence graisseuse du cœur que l'autopsie a permis de constater. Enfin notre malade, déjà phthisique, a succombé à une attaque apoplectiforme qui, quoique se rattachant à l'histoire clinique de la maladie, peut être considérée comme un phénomène surajouté à son évolution naturelle.

CHAPITRE IV.

ANATOMIE ET PHYSIOLOGIE PATHOLOGIQUE.

ANATOMIE PATHOLOGIQUE.

Si les faits sur lesquels on peut établir la symptomatologie de l'ataxie héréditaire ne sont pas bien nombreux, cette maladie étant en réalité très rare et de plus son étude étant de date toute récente, ceux qui peuvent servir à édifier son anatomie pathologique le sont encore moins.

A notre connaissance, en effet, il n'existe que six cas d'ataxie héréditaire qui se soient terminés par la mort et dans lesquels l'examen anatomique ait été fait : cinq appartiennent à Friedreich, le sixième nous est personnel.

Aussi, avant d'arriver à l'étude synthétique de l'anatomie pathologique, croyons-nous devoir tout d'abord reproduire ces six observations ; nous aurons ainsi une base solide sur laquelle nous pourrons ensuite établir notre description.

OBSERVATION III.

(Premier cas de Friedreich.)

Ataxie des quatre membres. — Embarras de la parole, — Fièvre typhoïde. — Mort. — Dégénérescence grise des cordons postérieurs avec légère extension aux corps restiformes.

André Lotsch (de Schwetzingen), boulanger, né en 1821, est reçu le 20 juillet 1858 à l'Hôpital académique. Dans son enfance, il a souffert pendant plusieurs années d'une maladie des yeux accompagnée de photophobie qui l'astreignait à séjourner presque continuellement dans une chambre obscure. A cette exception près, il affirme avoir toujours joui d'une bonne santé.

L'affection pour laquelle il entre à l'hôpital a débuté vers l'âge de 18 ans, sans qu'il eût été possible de la rattacher à une cause connue, par un affaiblissement progressif des extrémités inférieures. La démarche devint hésitante, chancelante. Au bout d'un an, la maladie avait fait de tels progrès que la station verticale était devenue impossible.

Vers l'âge de 26 ans, un affaiblissement analogue se fit sentir dans l'extrémité supérieure droite, puis dans la gauche. Un an plus tard, la parole devint embarrassée, indistincte, et ce symptôme, aussi bien que la faiblesse des extrémités, ne cessa de s'aggraver insensiblement.

Le malade n'éprouvait d'ailleurs ni céphalalgie, ni vertiges, ni douleurs dans les extrémités. La sensibilité générale était restée intacte et il en était de même des sens supérieurs. Toutes les fonctions s'exécutaient comme à l'état normal. Le malade déclarait seulement que les érections étaient complètement supprimées depuis plusieurs années.

État actuel (2 août 1858). Le malade, admirablement bien nourri, est doué d'une constitution tout à fait athlétique. Les muscles sont très-résistants et ne présentent aucune trace d'atrophie.

Le malade n'en est pas moins dans l'impossibilité de se tenir sur ses pieds, et depuis quatorze années il ne quitte son lit que pour aller s'asseoir dans un fauteuil.

Les extrémités inférieures ne sont néanmoins pas frappées d'une paralysie motrice complète, et le malade peut exécuter, dans une certaine mesure, tous les mouvements simples. La flexion de la jambe, de la cuisse, les mouvements des pieds, des orteils, etc..., sont possibles, mais ils ne se font qu'avec une grande lenteur et au prix d'efforts considérables. A chaque tentative, la face du malade s'injecte et se cyanose. Seuls, les adducteurs des cuisses sont complètement paralysés. Le rapprochement des cuisses est devenu impossible, et, après quelques mouvements successifs de flexion et d'extension, les extrémités inférieures restent largement écartées.

La paralysie des extrémités supérieures est moins prononcée. Elles ont, à la vérité, perdu de leur énergie, et cet affaiblissement est surtout prononcé dans les muscles extenseurs ; mais les mouvements de la main, l'élévation des bras, la flexion des doigts, s'opèrent avec assez de force, et il faut un effort assez considérable pour vaincre la résistance des fléchisseurs de l'avant-bras.

Des troubles très manifestes de la motilité apparaissent par contre lorsqu'on engage le malade à exécuter des mouvements combinés. Il lui est impossible de porter directement une cuiller à la bouche. Lorsqu'il cherche à saisir un objet, le bras s'agite dans diverses directions, dépasse le but qu'il s'agit d'atteindre, et n'y arrive qu'après une série de détours irréguliers.

Tous les troubles de la motilité sont plus prononcés du côté droit qu'à gauche.

Il est impossible au malade de se tenir assis droit ; il est accroupi dans son lit. La tête, lorsqu'il la dresse, oscille et se balance de côté et d'autre sur le cou, comme si elle manquait de fixité.

Le courant électrique provoque au contraire facilement, comme à l'état normal, des contractions énergiques et soutenues dans les muscles de la vie de relation.

L'exercice de la parole n'est possible qu'avec de grands efforts ; le malade balbutie et ne se fait comprendre que fort difficilement. La langue n'est pas déviée. Le malade peut la tirer, la mouvoir dans toutes les directions, mais elle est agitée par un tremblement et des secousses involontaires. La luette et les piliers du voile du palais ne présentent rien d'anormal. Les muscles de la face, de la mâchoire et des yeux, agissent normalement.

La sensibilité cutanée est parfaitement intacte partout. Le contact le plus léger est senti aussi distinctement que les piqûres d'épingle. Les chiffres obtenus à l'aide du compas esthésiométrique d'E.-H. Weber rentrent tous dans les limites des variations physiologiques. La sensibilité musculaire est également intacte. Le malade évalue très-bien le poids de différents corps en les soupesant les yeux fermés, et il se rend de même un compte exact de la situation de ses extrémités, de leur écartement, etc.

La sensibilité électro-musculaire, au contraire, est notablement déprimée, et le malade ne paraît guère incommodé par des courants qu'il est impossible de supporter à l'état physiologique.

L'ouïe, l'olfaction, le sens du goût, la vision, ne sont nullement troublés. Les pupilles sont égales, de diamètre moyen, et réagissent vivement sous l'influence de la lumière. Le malade lit facilement une écriture très-serrée en se servant, soit de l'œil gauche, soit du droit isolément. Les fonctions intellectuelles sont de même conservées à l'état physiologique.

Il n'y a ni vertiges ni céphalalgie. La colonne vertébrale n'est pas déviée et on ne provoque nulle part de douleurs en exerçant une pression sur les apophyses épineuses. Aucune trace de décubitus, bien que le malade n'ait pas quitté son lit depuis plusieurs semaines.

Intégrité absolue de toutes les autres fonctions. On note seulement un développement anormal du corps thyroïde.

Dans les derniers jours du mois de novembre 1859, on constata que les troubles de la motilité avaient fait des progrès notables. Tous les mouvements des extrémités étaient devenus plus difficiles et plus incertains ; il en était de même pour l'exercice de la parole, mais les fonctions végétatives étaient restées intactes aussi bien que celles des sens.

A un mois de là, le 30 décembre, le malade remarqua qu'il perdait l'appétit, sans cause connue ; il avait la bouche empâtée, la langue était couverte d'un enduit blanc. Pas d'exagération de la soif, selles normales. Toux légère, sans signes stétoscopiques ; sommeil agité ; P. 116 ; T. 31° ; 6 R. Lassitude générale, prostration. En même temps que ces symptômes gastriques et fébriles, apparaissent des soubresauts, des secousses fréquentes dans les extrémités. Les troubles de la motilité et de la parole ci-dessus décrits s'aggravent considérablement. Les mouvements étaient devenus tellement incertains qu'il était impossible au malade de porter, par exemple, une cuiller à la bouche ou de saisir les objets qu'on lui présentait.

1er janvier 1860. Le malade est très-affaissé ; appétit nul ; selles normales. Pas de symptômes cérébraux ; urines rares, non albumineuses ; sédiments briquetés abondants. La pupille gauche est considérablement dilatée et ne se contracte qu'avec une grande lenteur. P. 112 le matin, 108 le soir ; T. 31° ; 2 R ; pour le reste, état stationnaire.

2. Depuis hier, deux selles liquides. La rate a manifestement augmenté de volume ; pas d'éruption ; catarrhe bronchique léger ; P. 112 ; T. 31° le matin ; — 108 et 31°,5 le soir.

5. L'affaissement du malade fait évidemment des progrès rapides. Sa parole est absolument inintelligible, les mouvements volontaires des extrémités sont presque impossibles. De temps en temps, mais plus rarement que les jours précédents, les membres sont agités par des mouvements d'extension et des secousses involontaires. Dilatation permanente de la pupille gauche ; pas d'autres symptômes encéphaliques évidents ; langue chargée, un peu sèche ; catarrhe bronchique modéré ; peau sèche. Pendant la nuit, une selle liquide involontaire ; urine déposant abondamment des urates en se refroidissant. Le matin, P. 116 ; T. 31°,5 ; — le soir, 112 et 31°,7.

6. Une selle diarrhéique, sanglante. — Même état du reste.

7. Selles involontaires ; un peu d'albuminurie, peau sèche, chaude, collapsus extrême.— Le matin, P. 132 ; T. 31°,5 ; soir, P. 132 et T. 32°.

8. Le malade est agonisant. Dans la nuit, il est tombé dans un coma complet, auquel se sont jointes des sueurs abondantes qui persistent encore ce matin; pouls très faible, 136 à 144 ; T. 30°,8. A dix heures du matin, pouls insensible, sueurs froides ; langue sèche, crevassée ; pas de selle depuis hier ; urines involontaires, fortement albumineuses. Déglutition extrêmement embarrassée. Les piqûres d'épingle ne sont plus perçues par le malade et ne provoquent pas de mouvements réflexes. Le malade exécute seulement de temps en temps de légers mouvements d'extension et de flexion, manifestement involontaires. Il est couché sur le dos, les yeux entr'ouverts, convulsés en haut; pupilles également dilatées des deux côtés, se contractant avec une lenteur extrême. Çà et là, les muscles de la face sont agités par un rire sardonique et le malade pousse quelques cris non articulés.

Depuis hier, la respiration s'exécute d'une manière très singulière. Le malade fait une trentaine d'inspirations longues et profondes, puis la respiration devient peu à peu extrêmement faible, silencieuse et lente ; après 10-14 inspirations, presque imperceptibles, elle suit de nouveau une marche inverse et devient stertoreuse quand elle a repris son maximum de fréquence et d'énergie. Les bruits du cœur sont alors presque insensibles, le pouls radial à peu près nul. Dans la période opposée, on entend les bruits du cœur faiblement, et le pouls, très fréquent (142), peut être de nouveau perçu, bien qu'il soit tout à fait misérable. A partir de midi, ce caractère singulier de la respiration commença à s'effacer ; elle devient plus uniforme, bruyante et très accélérée. Sueurs profondes incessantes. A trois heures de l'après-midi, stertor. Mort sans que des symptômes nouveaux soient survenus.

Autopsie.— Rigidité cadavérique très prononcée; muscles du cou, du tronc, des extrémités, très développés, de consistance normale, d'une couleur rouge foncé ; dégénérescence graisseuse très avancée du ventricule gauche ; un peu de bronchite et d'œdème pulmonaire ; rate très volumineuse, mesurant 15 cent. de long ; parenchyme mou, rouge-cerise ; foie gras. Le tube digestif et les ganglions mésentériques présentent les lésions caractéristiques de la fièvre typhoïde. En outre, quelques ecchymoses et deux petites ulcérations de la muqueuse stomacale. Dans les reins, un assez grand nombre d'étoiles vasculaires injectées, sécrétion catarrhale des tubes droits. Rien d'anormal dans l'encéphale.

Après l'ouverture du rachis, la dure-mère spinale paraît normale à l'extérieur. Dans la région lombaire, elle est distendue par une assez grande quantité de sérosité limpide.

La pie-mère, qui recouvre la face postérieure de la moelle, présente un aspect légèrement laiteux, blanchâtre. Elle est épaissie et soudée à la dure-mère par une série d'adhérences filamenteuses faciles à séparer.

Les cordons postérieurs de la moelle sont, dans toute leur longueur, le siège d'une dégénérescence facile à constater à l'œil nu. Par leur aspect grisâtre, translucide, et par leur consistance plus grande, ils diffèrent d'une manière très tranchée des parties saines voisines. Cette altération est surtout prononcée immédiatement au-dessus du renflement lombaire; dans ce point, les cordons postérieurs sont manifestement amincis et affaissés. Plus bas, dans le renflement lombaire, la lésion est moins marquée , mais elle est encore bien évidente. Il en est de même dans les parties de la moelle situées plus haut. Il semble par conséquent que la dégénérescence ait débuté dans la région lombaire et qu'elle ait suivi ensuite une marche à la fois ascendante et descendante.

Au bulbe rachidien, elle s'étend très peu aux corps restiformes, sur les côtés du calamus scriptorius, où elle ne tarde pas à s'arrêter.

Dans la région lombaire, au niveau de la collection liquide que contenait la dure-mère, la moelle est un peu macérée et ramollie dans toute son épaisseur, sans présenter toutefois d'autres caractères anormaux (ramollissement blanc).

La substance grise de la moelle, le cervelet, la protubérance, les pédoncules cérébraux, ne paraissent pas altérés.

Examen microscopique. — Les tubes nerveux des cordons postérieurs sont amaigris, atrophiés, jusqu'à disparition complète de leur contenu médullaire. A la place des éléments nerveux on trouve un tissu fibrillaire extrêmement fin, à fibrilles dirigées longitudinalement de bas en haut, composé en partie du moins par la membrane externe affaissée des tubes nerveux. Entre ces éléments, on trouve une substance fondamentale très finement granuleuse, s'éclaircissant par l'acide acétique et laissant apparaître alors un assez grand nombre de noyaux ronds ou ovalaires, de dimensions moyennes. Dans la partie ramollie du segment lombaire, le tissu fibrillaire en question semble également en voie de désagrégation ; il a un aspect trouble, granuleux, et on y démêle difficilement quelques débris des éléments nerveux.

On trouve en outre, dans toute l'étendue des cordons postérieurs, un nombre considérable de corpuscules amylacés, ronds ou ovalaires, stratifiés, de dimensions variables. Les capillaires des parties malades présentent çà et là, au niveau des noyaux, de petits amas de graisse et de granulations pigmentaires.

Les altérations qui viennent d'être décrites se retrouvent dans une mesure moindre, dans une certaine épaisseur, au niveau de la moitié inférieure du quatrième ventricule ; plus haut, elles cessent d'exister.

L'examen microscopique ne révèle aucune altération dans les cordons antéro-latéraux et dans la substance grise de la moelle.

Les racines postérieures des nerfs rachidiens sont manifestement amincies, atrophiées. Les tubes nerveux, presque tous, y sont moins larges qu'à l'état normal. Leur contenu médullaire présente un aspect granuleux, mais point de dégénérescence graisseuse. Entre ces éléments, on trouve un tissu connectif onduleux, strié, dans lequel l'acide acétique fait apparaître un grand nombre de noyaux ovalaires ou fusiformes en voie de prolifération. Ces altérations, qui n'existent pas dans les racines antérieures, se retrouvent dans les nerfs de la queue de cheval qui émanent des cordons postérieurs, tandis que ceux qui naissent des cordons antérieurs ne sont nullement atteints. Dans le nerf sciatique, amaigrissement et atrophie très marqués de la plupart des tubes nerveux, sans trace de transformation graisseuse ; les *cylinder axis* sont parfaitement conservés et faciles à discerner ; le tissu connectif internévrotique est abondant et semé de noyaux, comme dans les racines postérieures. Ces altérations se retrouvent à un degré moins avancé dans les deux nerfs crural et brachial ; elles sont extrêmement développées dans les deux nerfs hypoglosses, où le tissu connectif contient un nombre énorme de corpuscules amylacés.

Les autres nerfs crâniens, de même que le grand sympathique, étaient exempts de toute altération.

OBSERVATION IV.

(Troisième cas de Friedreich.)

Ataxie des quatre membres. — Embarras de la parole. — Douleurs erratiques et crampes dans les membres inférieurs. — Nystagmus. — Oscillations de la tête et du cou. — Cypho-scoliose. — Fièvre typhoïde. — Mort. — Dégénérescence des cordons postérieurs de la moelle se prolongeant un peu aux pyramides postérieures du bulbe et s'étendant à une partie des cordons latéraux.

Justine Süss, née le 17 juin 1828. A l'âge de 16 ans, sensation de fatigue et de faiblesse dans l'extrémité inférieure gauche, puis également dans la droite. Dès le début, douleurs erratiques dans ces extrémités, qui se reproduisent encore de temps en temps lors de l'admission de la malade. Vers l'âge de 20 ans, faiblesse progressive dans l'extrémité supérieure droite, puis dans la gauche ; aggravation incessante des mêmes symptômes aux extrémités inférieures. En 1857 et 1858, la malade éprouva souvent des élancements douloureux dans les doigts, surtout à droite. En 1858, crampes fréquentes dans les extrémités inférieures, qui étaient souvent fléchies involontairement sur le bassin lorsque la malade était couchée dans son lit. Peu de temps après l'apparition de la faiblesse des extrémités supérieures (à 21 ans à peu près), parole embarrassée, balbutiante ; ce symptôme s'aggrave en même temps que les autres. Pas de céphalalgie ; la malade éprouvait seulement dès le début des vertiges fréquents, notamment quand elle se tenait assise ou debout. Constipation habituelle.

La malade fut reçue, le 26 juin 1859, à l'Hôpital académique. Elle était alors dans l'état suivant : muscles de consistance et de volume normaux ; un peu de constipation ; sommeil interrompu çà et là par des élancements douloureux dans l'extrémité inférieure gauche. Pas de déviation de la langue ni de la luette. Nystagmus bilatéral assez manifeste lorsque la malade fixe un objet ; pupille normale. La tête et le cou oscillent légèrement çà et là lorsque la malade les redresse ; ces mouvements sont moins prononcés lorsqu'elle est couchée. Lorsque la malade essaye de s'asseoir, elle s'accroupit sur elle-même. Scoliose droite et cyphose très prononcée de la partie dorsale de la colonne vertébrale. Cette déformation se serait manifestée dès les premières années de la maladie. Parole balbutiante, parfois inintelligible. La malade ne peut se déplacer qu'avec une grande difficulté en s'accrochant à des corps fixes. Lorsqu'elle essaye de marcher, elle imprime aux jambes un mouvement d'impulsion brusque en avant. La station verticale sans le secours d'un appui est impossible. Lorsque la malade est couchée, elle n'exécute que fort difficilement les mouvements voulus. La pression exercée à l'aide des doigts est assez énergique, mais mal soutenue. Les mouvements combinés des extrémités supérieures sont incertains, irréguliers, et n'aboutissent qu'après des déviations répétées ; le pouvoir d'exécuter des mouvements précis est évidemment aboli.

Le courant électrique provoque des contractions énergiques et soutenues dans les muscles des quatre extrémités, mais il ne provoque aucune sensation douloureuse : la sensibilité électro-musculaire est donc manifestement supprimée jusqu'à un certain point. La sensibilité cutanée n'est pas altérée dans ses divers modes ; la sensibilité tactile paraît cependant affaiblie à l'abdomen, au dos et aux extrémités inférieures. Intégrité des autres fonctions.

La malade fut mise à un régime reconstituant et à l'usage de l'extrait alcoolique de noix vomique, porté jusqu'à 10 centigr. par jour. Elle supporta fort bien ce traitement, et parut, sous son influence, exécuter avec plus de facilité un certain nombre de mouvements.

Le 25 septembre 1859, elle présenta les premiers symptômes d'une fièvre typhoïde à laquelle elle succomba le 3 octobre.

Autopsie. — Muscles des extrémités et du tronc de volume normal, d'une belle coloration, ne présentant aucune altération de leurs éléments histologiques. Dégénérescence graisseuse assez avancée des muscles du cœur, etc. Rien d'anormal dans la cavité crânienne.

La moitié inférieure de la dure-mère spinale contient 1 à 2 onces de sérosité limpide ; à ce niveau, la moelle épinière est légèrement aplatie.

La pie-mère, au niveau des cordons postérieurs, est plus adhérente qu'à l'état normal, opaque, épaissie, et se trouve unie à la dure-mère par un grand nombre de bandelettes filamenteuses. Dans la région cervicale, elle a une coloration brunâtre due à l'accumulation d'un grand nombre de granulations pigmentaires dans les cellules plasmatiques.

Sur des coupes transversales, la partie cervicale de la moelle épinière paraît à peu près normale à l'œil nu ; un examen très-attentif montre cependant, dans la couche la plus superficielle des cordons postérieurs, celle qui est en contact immédiat avec la pie-mère, une zone mince d'un aspect un peu grisâtre, tandis que les parties situées plus en avant s'offrent avec leur aspect normal.

Au niveau du renflement cervical et dans la partie supérieure de la région dorsale, cette dégénérescence grisâtre envahit toute l'épaisseur et toute la largeur des cordons postérieurs,et en outre une très-petite étendue des couches avoisinantes des cordons latéraux. Là il n'était pas possible dereconnaître nettement les limites des lames postérieures.

La scissure médiane postérieure était complètement oblitérée ; l'antérieure était parfaitement conservée.

Dans la moitié inférieure de la région dorsale, la dégénérescence grise occupait également les cordons postérieurs dans toute leur épaisseur et s'étendait un peu aux cordons latéraux. La limite qui sépare les cordons était toutefois nettement dessinée, attendu que dans les cordons latéraux la dégénérescence avait un aspect gélatineux gris clair, tandis que les cordons postérieurs offraient un aspect opaque, une couleur plus foncée. A ce niveau, du reste, la moelle épinière était aplatie et plus molle que dans les parties situées plus haut, résultat évident de la compression et de la macération opérée par l'épanchement séreux dans la dure-mère ; toutefois les cordons antérieurs et la partie antérieure des cordons latéraux avaient conservé leur coloration blanche normale.

Au niveau du renflement lombaire, la dégénérescence atrophique était de nouveau limitée aux cordons postérieurs et les autres parties de la moelle n'étaient pas altérées.La dégénérescence se prolongeait d'ailleurs jusqu'à l'extrémité terminale de la moelle.

L'examen microscopique montra dans les cordons postérieurs un tissu strié très-délicat, à fibrilles linéaires parallèles à l'axe longitudinal de la moelle et entremêlées d'un grand nombre de corpuscules amyloïdes. Sous l'influence de l'acide acétique, ces fibrilles se gonflaient et prenaient l'aspect d'une masse légèrement granuleuse, renfermant un nombre médiocre de noyaux arrondis ou ovalaires assez volumineux, munis assez généralement de 2 à 4 nucléoles. Les fibres nerveuses présentaient les caractères de l'atrophie, de l'amaigrissement simple, et on n'en trouvait que des débris dans les points où la dégénérescence occupait toute l'épaisseur des cordons postérieurs. Dans les parties altérées des cordons latéraux, on ne rencontrait pas de corpuscules amyloïdes, le tissu fibrillaire n'était pas prédominant, les fibres nerveuses étaient réduites en détritus, mêlées de corpuscule d'Hassal, et plongées dans une substance fondamentale molle, grisâtre, granuleuse, prenant un aspect homogène sous l'influence de l'acide acétique.

Dans les parties non dégénérées de la moelle, on retrouvait facilement les éléments nerveux normaux. Les petits vaisseaux des cordons postérieurs présentaient çà et là des dépôts peu abondants de grains de pigment.

La dégénérescence se prolongeait un peu dans les cordons postérieurs de la moelle allongée ; les autres parties du bulbe et de l'encéphale n'en présentaient aucune trace.

Les racines postérieures des nerfs rachidiens et les nerfs de la queue de cheval qui correspondent aux cordons postérieurs étaient évidemment atrophiés, plus durs qu'à l'état normal, se laissant difficilement diviser en fibres. Le microscope y faisait voir un développement abondant de tissu connectif bouclé, interposé aux faisceaux de fibres nerveuses qui se trouvaient écartées et présentaient les caractères de l'amaigrissement simple. L'acide acétique faisait apparaître dans le tissu connectif un grand nombre de noyaux assez volumineux, ovalaires ou arrondis. Les cylindres nerveux ne présentaient aucune trace de dégénérescence graisseuse. Cette altération était moins prononcée dans les racines nerveuses qui naissent de la partie supérieure de la moelle. On retrouvait une grande quantité de tissu connectif interstitiel dans les gros troncs nerveux des extrémités,

OBSERVATION V.

(Quatrième cas de Friedreich.)

Cypho-scoliose. — Ataxie des quatre membres. — Embarras de la parole. — Nystagmus. — Fièvre typhoïde. — Mort. — Dégénérescence atrophique des cordons postérieurs de la moelle s'étendant à une partie du cordon latéral gauche. — Canaux lacunaires dans la substance grise.

Solome Suss, née le 22 juin 1831, reçue le 26 juin 1859 à l'Hôpital académique. Elle avait environ 14 ans lorsque son dos commença à se dévier ; en même temps, palpitations fréquentes. A 16 ou 17 ans, affaiblissement progressif des extrémités inférieures, accompagné çà et là d'élancements douloureux. Ces symptômes étaient également prononcés dans les deux extrémités. Ils s'aggravèrent notablement dans la vingtième année de la maladie et l'affaiblissement envahit à la même époque les deux extrémités supérieures sans s'accompagner de douleurs. A 26 ans, parole un peu gênée et balbutiante ; les élancements douloureux reparurent de temps en temps jusqu'au moment de l'entrée de la malade à l'hôpital. Dans les deux dernières années, la malade aurait eu de temps en temps des crampes dans les muscles des mollets ; pas de vertiges. Depuis un an, la malade éprouvait parfois une céphalalgie frontale qui persistait pendant douze et vingt-quatre heures. Depuis quatre ou cinq ans, toux sèche, fréquente, dypsnée et oppression s'aggravant de temps en temps. La déviation de la colonne vertébrale avait fait des progrès lents depuis l'âge de 14 ans. L'excrétion de l'urine et des matières fécales s'était accomplie normalement.

État actuel (1er juillet 1859). — Muscles de volume normal ; teint terreux, livide ; parole pesante, balbutiante, assez facilement intelligible toutefois ; les mouvements volontaires des extrémités supérieures sont possibles, mais ils ne s'exécutent qu'avec une grande difficulté, ils sont maladroits et incertains. Tout mouvement un peu délicat est impossible : ainsi, l'action d'enfiler une aiguille, de boutonner un habit, etc. La malade ne peut saisir un objet qu'après une série de tâtonnements, de détours, de tentatives inutiles. La pression des objets est faible et se relâche rapidement.

Lorsque la malade est couchée, elle peut exécuter les mouvements d'extension, de flexion, d'adduction et d'abduction des extrémités inférieures, mais ce n'est qu'avec une assez grande difficulté et au prix d'efforts manifestes. La station, la marche sans le secours d'un appui, sont impossibles. La malade ne peut se tenir assise, elle s'affaisse et s'accroupit sur elle-même ; la sensibilité des muscles, leur contractilité électro-musculaire n'ont point subi d'altération. La sensibilité électro-musculaire est seulement affaiblie aux extrémités inférieures.

Les divers modes de sensibilité cutanée ne présentent pas d'altération ; les autres sens sont également conservés ; la pupille droite paraît seulement plus large que la gauche lorsque la malade fixe un objet éloigné. A part un léger nystagmus, les mouvements des globes oculaires s'exécutent normalement. Pas de déviation de la langue, de la luette, du voile du palais ; intégrité des contractions des muscles de la face ; la région dorsale de la colonne vertébrale présente une cyphose et une scoliose droite très prononcée. Souffle systolique au niveau du ventricule gauche; pour le reste, rien d'anormal à l'examen du thorax. A part une leucorrhée dont le début remonte à plusieurs années, les diverses fonctions organiques ne présentent aucun trouble de quelque importance.

Peu de temps après son entrée à l'hôpital, le 22 juillet, la malade fut prise d'une fièvre typhoïde dont elle mourut le 7 août.

Autopsie. — Consistance et coloration normales de la plupart des muscles. Ceux du dos présentent seuls une dégénérescence graisseuse manifeste, plus prononcée à gauche qu'à droite.

En ouvrant le quatrième ventricule, on constate que l'épendyme y est notablement épaissi et induré dans sa moitié inférieure. L'épendyme des ventricules latéraux est également un peu grossi. Pas d'autre altération de l'encéphale.

La face interne de la dure-mère spinale est unie à la pie-mère par un grand nombre d'adhérences filamenteuses, filiformes ou rubanées, très délicates, faciles à séparer, mais présentant des caractères évidents d'une origine assez ancienne. Le ligament dentelé dans toute son étendue est épaissi et présente une coloration laiteuse. Une altération analogue se remarque notamment au milieu des cordons postérieurs, dans la pie-mère spinale, qui est extrêmement adhérente ; on ne la détache que très difficilement.

La pie-mère, qui revêt la partie cervicale de la moelle et la partie inférieure de la moelle allongée, est le siège d'une pigmentation intense qui lui donne une couleur brun-jaunâtre. La partie supérieure de la dure-mère contient une assez grande quantité de sérosité. Le renflement cervical de la moelle a ses dimensions normales ; sur des coupes transversales on voit que les cordons antéro-latéraux ne diffèrent en rien de l'état normal ; ils tranchent nettement sur les cordons postérieurs, qui ont un aspect grisâtre et une consistance bien plus considérable. Cette altération des cordons postérieurs règne dans toute la portion cervicale de la moelle. Elle est beaucoup plus prononcée dans la portion dorsale. Là, la moelle est un peu aplatie, ses cordons postérieurs sont extrêmement atrophiés, indurés, affaissés, de telle manière qu'un sillon longitudinal se dessine dans toute la hauteur de la face postérieure de la moelle. L'aplatissement paraît être dû surtout à l'atrophie des cordons postérieurs.

Sur les coupes transversales, les cordons antérieurs et latéraux paraissent sains à l'œil nu. Les cordons postérieurs s'en distinguent avec une netteté extrême par leur coloration grisâtre. Le sillon médian postérieur, complètement effacé dans quelques points, apparaît dans d'autres sous forme d'une ligne délicate, blanchâtre. Les cornes postérieures se distinguent à peine du reste de la substance nerveuse.

L'aplatissement de la moelle disparaît au niveau du renflement lombaire. Les cordons postérieurs, seuls malades, y sont toutefois affaissés à un degré moindre que dans les parties situées plus haut et présentent la même induration et le même aspect grisâtre. L'altération se prolonge aussi jusqu'à l'extrémité terminale de la moelle. La commissure blanche était très apparente sur toutes les coupes.

Dans la moitié inférieure de la région cervicale, la moelle était creusée de deux canaux longitudinaux parallèles, ayant environ une ligne de diamètre, situés en grande partie dans l'épaisseur de la substance grise, là où les cornes postérieures et les antérieures se rencontrent, et empiétant un peu sur la substance blanche des cordons latéraux. Ils contenaient une petite quantité de sérosité ; leur face interne était lisse et présentait une assez grande consistance. La direction de ces canaux était prolongée supérieurement de chaque côté par une série de foyers arrondis, de même diamètre qu'eux, occupant le même siège. Dans ces foyers, le tissu médullaire présentait un aspect gélatineux grisâtre et une imbibition œdémateuse très prononcée ; une partie du liquide infiltré s'échappait après la section de la moelle et il restait alors un tissu réticulaire lâche, fort délicat, qui s'affaissait en produisant une fossette arrondie, légèrement déprimée. C'était évidemment une phase peu avancée de la formation des canaux. Ces foyers rappelaient d'ailleurs beaucoup le ramollissement celluleux du cerveau. On n'en trouvait que des traces peu distinctes dans le renflement lombaire.

L'examen microscopique révéla dans les cordons postérieurs des lésions identiques à celles décrites dans les précédentes autopsies. On en trouvait également des traces dans la région dorsale inférieure du cordon latéral gauche, sur sa limite postérieure. Il est à remarquer que cette partie paraissait saine à l'œil nu. Les racines postérieures présentaient en outre les mêmes altérations que chez le sujet de l'Observation IV.

OBSERVATION VI.

(Sixième cas de FRIEDREICH.)

Ataxie des quatre membres. — Embarras de la parole. — Scoliose. — Vertiges. — Oscillations de la tête. — Nystagmus. — Fièvre typhoïde. — Mort. — Sclérose fasciculée des cordons postérieurs de la moelle se prolongeant aux pyramides postérieures et aux parties latérales des corps restiformes ; sclérose diffuse des cordons latéraux et antérieurs ; altération de la substance grise.

Frédéric Süss, né le 13 octobre 1838, actuellement âgé de 24 ans, frère des deux dernières malades, reçu le 9 juillet 1859 à l'Hôpital académique, déclare que dans sa quinzième année il éprouva d'abord dans l'extrémité inférieure gauche une faiblesse qui s'étendit, au bout de dix-huit mois ou de deux ans, à l'extrémité supérieure du même côté. Les mêmes accidents se seraient ensuite reproduits, en suivant une marche semblable, dans les extrémités du côté droit, de telle sorte qu'à l'âge de 17 ans le malade n'était plus parfaitement maître de ses mouvements. A la même époque, il ressentit une sensation de faiblesse, de défaut de tenue dans le dos et dans les reins. Depuis l'âge de 18 ans, parole difficile, embarrassée. Le malade dut éprouver, à de rares intervalles, des fourmillements dans le bras gauche.

Lors de l'entrée du malade, on constata que ses muscles étaient bien développés, robustes, résistants ; il affirmait ne pas avoir maigri.

La marche n'est, à la vérité, pas tout à fait impossible lorsque le malade est soutenu, mais elle ne se fait que d'une manière incertaine, en chancelant, et s'accompagne d'une propulsion brusque des jambes en avant, surtout frappante lorsque le malade gravit un escalier. Il serre avec assez de force les objets dans ses mains, et les contractions des divers muscles ne manquent nullement d'énergie. Par contre, les mouvements combinés sont extrêmement troublés, et il ne réussit, par exemple, à enfiler une aiguille qu'avec beaucoup de peine et après des échecs réitérés. De même, lorsqu'il cherche à saisir un objet, il exécute une série de mouvements incertains et oscillatoires de la main et du bras, et n'arrive que très indirectement au but désiré. La parole est pesante, balbutiante, mais on le comprend encore sans trop de difficulté. La colonne vertébrale, dans sa région dorsale, présente une légère inflexion scoliotique à droite. Pas de déviation de la langue ni de la luette, pas de nystagmus. Intégrité de la sensibilité cutanée, des sens supérieurs et de toutes les autres fonctions.

Le malade fut traité pendant six semaines par des douches froides sur la tête, l'extrait de noix vomique. Il lui sembla que ce traitement avait produit une légère amélioration, mais ce résultat resta fort douteux.

Il fut de nouveau examiné le 2 mai 1862. Sa maladie avait fait des progrès évidents. La marche était plus difficile et s'accompagnait d'une propulsion plus frappante des jambes. Le malade avait plus de peine à saisir les objets ; sa parole était plus balbutiante et plus difficile à comprendre. Les troubles de la motilité étaient manifestement plus prononcés du côté gauche, le premier atteint, qu'à droite. Le malade se plaignait d'un sentiment de plus en plus prononcé de faiblesse dans la région lombaire. La nutrition des muscles n'avait d'ailleurs pas plus souffert que précédemment. Chaque muscle se contractait isolément, sous l'influence de la volonté, avec énergie ; il était par exemple fort difficile d'étendre l'avant-bras en luttant contre la volonté du malade. La difficulté de la station et de la marche était beaucoup plus prononcée dans l'obscurité et lorsque le malade fermait les yeux ; il affirmaît qu'il ne pouvait plus quitter sa maison après le coucher du soleil. Par contre, il appréciait parfaitement, même après avoir fermé les yeux, la situation de ses extrémités, leur écartement, de même que le poids relatif des corps. La sensibilité et la contractilité électro-musculaire, de même que la sensibilité cutanée, étaient restées intactes. Le malade annonçait qu'il n'avait eu ni érections ni pollutions depuis deux ans. Depuis la même époque, il éprouvait parfois des vertiges. Les autres fonctions continuaient à s'exécuter normalement.

Le malade, qui avait quitté la clinique depuis le dernier examen, y est revenu le 4 juin 1875. Pendant les treize années qu'il a passées dans son pays, le trouble de la coordination a fait des progrès considérables, la station debout est devenue impossible sans soutien, à plus forte raison la marche.

Il est obligé de rester continuellement au lit ou sur une chaise. Mais ce n'est pas un défaut de la force motrice qui l'empêche de se tenir debout, c'est plutôt l'impossibilité de se maintenir en équilibre.

Le même phénomène se produit du côté de la tête, lorsqu'elle n'est pas appuyée, elle oscille comme celle d'une personne qui sommeille.

Si, lorsqu'il est allongé, on lui dit de soulever une de ses jambes et de décrire avec elle un cercle, l'incoordination se manifeste à un haut degré, la jambe est projetée en l'air dans toutes les directions.

Aux membres supérieurs, l'ataxie est aussi très manifeste à l'occasion de chaque mouvement volontaire, quand il veut porter une cuiller à la bouche, saisir un objet qu'on lui présente, etc., mais il peut tenir les bras immobiles, étendus horizontalement, sans que ceux-ci soient agités d'oscillations bien appréciables.

Ces troubles de la coordination motrice ne sont actuellement guère augmentés par l'occlusion des yeux.

La force motrice est conservée aux quatre membres et ils peuvent opposer une résistance énergique aux mouvements de flexion et d'extension qu'on essaie de leur imprimer. La parole est difficile : il articule très mal, d'une manière à peu près incompréhensible, bien que les mouvements de la langue s'exécutent normalement.

La vision est intacte, les pupilles normales ; il n'y a pas de strabisme. Lorsqu'il fixe un objet rapproché et surtout placé latéralement, il se produit un nystagmus transversal très évident, qui disparaît quand il cesse de fixer l'objet.

La sensibilité cutanée et musculaire, examinée à plusieurs reprises, n'a jamais présenté d'altérations.

Pas de troubles des sphincters.

Les autres fonctions sont normales et la nutrition générale bonne.

Le 15 juillet 1876, le malade est atteint de fièvre typhoïde et succombe au sixième jour de la maladie, après avoir présenté le phénomène respiratoire de Cheyne-Stokes avec des périodes d'apnée de vingt secondes.

Autopsie. — Outre les lésions caractéristiques de la fièvre typhoïde, il existe une dégénérescence graisseuse des fibres du cœur.

L'examen des centres nerveux, fait par le Dr Schültze, a donné les résultats suivants :

La dure-mère ne présente rien de particulier, si ce n'est une certaine quantité de sérosité dans son intérieur. L'arachnoïde de la partie postérieure de la moelle, mais surtout dans les régions cervicale et dorsale, est épaissie et un peu opaque. Dans la partie dorsale, sur un point très circonscrit, elle est fortement adhérente à la dure-mère ;— au microscope, elle paraît composée d'un grand nombre de cellules d'ailleurs très normales Les cellules pavimenteuses de la partie antérieure de l'arachnoïde sont un peu troubles dans les régions cervicale et dorsale ; dans la région lombaire elles semblent normales. La pie-mère est épaissie, et dans la partie cervicale elle est constituée par une quantité extraordinaire de cellules à noyaux pigmentés.

Trois heures après la mort, la moelle épinière présente une coloration grise siégeant :

1° Sur les cordons postérieurs dans toute leur hauteur, surtout dans la partie inférieure du renflement cervical et dans la région dorsale.

2° Sur les cordons latéraux à leur partie postérieure dans les régions cervicale et dorsale. Les parties dégénérées dans cette dernière région (dorsale) ont à la coupe la forme de coins dont la base se confond avec la moitié postérieure du cordon latéral, tandis que le tranchant est dirigé dans l'angle limité par les cornes antérieure et postérieure.

Les autres coupes n'ont présenté rien d'anormal, soit dans la substance blanche, soit dans la grise. La consistance des parties dégénérées, dont la couleur grise tirait un peu sur le jaune dans les cordons postérieurs, était plus considérable que normalement.

La moelle épinière est plus mince, plus grêle qu'elle ne l'est à l'état normal chez un homme vigoureux de la même taille et du même âge. La diminution de volume existe surtout dans la région postérieure et porte tout particulièrement sur les cordons postérieurs. Néanmoins la région antérieure et la substance grise sont également amoindries, ce que l'on a surtout constaté plus tard sur les préparations durcies. La forme de la moelle épinière a subi des modifications dans sa partie blanche, dans la région inférieure du renflement cervical et dans la région dorsale ; les sillons qui séparent les cordons postérieurs des latéraux semblent plus profonds, tandis que le sillon postérieur au contraire paraît moins profond.

Après une macération prolongée de la moelle épinière dans la liqueur de Müller, les parties dégénérées prirent une coloration jaunâtre. La coloration est encore sensible dans les cordons antérieurs, au niveau du renflement cervical et au-dessus, tandis qu'à ce niveau les cordons postérieurs (comme d'ailleurs à l'état frais) semblent dégénérés seulement dans la région des cordons de Goll.

On ne peut d'ailleurs avoir une idée nette de l'étendue de la dégénérescence qu'avec des coupes très minces colorées par le carmin ou l'hématoxyline. On constate alors que dans la région cervicale jusqu'à l'entre-croisement des pyramides : 1° les *cordons de Goll* sont très dégénérés (couleur rouge foncé ou bleu foncé) ; 2° les *cordons cunéiformes* et la *partie postérieure des cordons latéraux* sont un peu moins colorés, mais encore la coloration est-elle très évidente ; 3° le *cordon antérieur droit* est coloré sur le bord qui limite le sillon antérieur ; 4° une dégénérescence circulaire occupe le *cordon antérieur gauche.*

Dans la région dorsale, la coloration disparaît dans le cordon antérieur droit; cependant il y a un peu d'épaississement de la névroglie. Les cordons postérieurs et la partie postérieure des cordons latéraux sont dégénérés ; la dégénérescence circulaire manque, peut-être en existe-t-il des traces dans la partie moyenne des cordons latéraux.

Enfin, dans la région lombaire il n'y a de coloré que les cordons postérieurs et la partie postérieure des latéraux ; il en est de même dans la queue de cheval. Au microscope, on constate que les parties colorées sont atteintes de dégénérescence fibrillaire, telle qu'on la trouve dans les processus sclérosiques de la moelle et dans le tabes ordinaire. On trouve de petits noyaux graisseux disséminés et rares dans la paroi des petits vaisseaux. En revanche, les corps amylacés sont nombreux, surtout dans les cordons postérieurs. La substance fibrillaire contient, comme la substance normale, un grand nombre de noyaux. Elle est traversée même dans les points les plus malades par des fibres nerveuses, les unes intactes, d'autres atrophiées, d'autres enfin qui semblent réduites à leur cylinder axis et qui dans les coupes longitudinales paraissent continues. On ne peut apercevoir les cellules de Deiters. Les parois des vaisseaux sont épaissies en divers endroits. Le nombre des fibres nerveuses est réduit considérablement dans les cordons postérieurs de la moelle dorsale et lombaire, ainsi que dans les cordons de Goll. Dans les cordons latéraux et cunéiformes, il y en a davantage ; mais là où elles sont les plus nombreuses, c'est dans le cordon antérieur droit. Bien que sur des coupes horizontales nous ayons remarqué des espaces considérables dépourvus de fibres nerveuses, nous avons cependant pu compter dans la moitié interne du cordon postérieur, au niveau de la région dorsale, dans un point fortement dégénéré, jusqu'à cinq cents fibres nerveuses. Sur les autres coupes que nous avons faites, ces fibres, très atrophiées, très grêles, étaient beaucoup plus nombreuses et plus compactes.

Il est à remarquer que dans les régions cervicale et dorsale, ainsi que dans la région lombaire, la dégénérescence des cordons latéraux atteint la périphérie médullaire sans intermédiaire de tissu conjonctif sain, tandis qu'entre le foyer de dégénérescence des cordons latéraux et les cordons postérieurs, il existe encore une substance presque normale qui semble englobée dans les tissus pathologiques, en sorte qu'on ne peut croire que le processus morbide se soit propagé des cordons postérieurs vers les parties latérales. D'ailleurs on trouve beaucoup plus de fibres nerveuses dans le voisinage des cornes postérieures que du côté du sillon ou de la périphérie postérieure de la moelle. Dans les cordons latéraux aussi, le tissu conjonctif est beaucoup plus abondant à la périphérie qu'au centre.

Quant à la substance grise, elle est atrophiée considérablement, même dans les cornes antérieures, surtout au renflement cervical. Les cellules ganglionnaires semblent être en général plus clairsemées et plus petites, mais leur texture est normale. Les colonnes de Clarke présentent dans toute leur hauteur diverses altérations qui consistent dans la diminution du nombre des cellules ganglionnaires, de sorte que sur maintes coupes, même dans les régions inférieures de la moelle, où ces colonnes sont très considérables, on ne peut voir que de rares cellules ; dans les autres régions, il est presque impossible de les observer. En même temps, le nombre des corps amylacés est très réduit : il y en a seulement un peu plus que dans les cornes antérieures. Les cornes postérieures en contiennent un grand nombre, surtout à la périphérie; mais ils sont réduits de volume, excepté dans la région lombaire, où ils semblent normaux.

Les racines postérieures intra-médullaires sont plus grêles qu'à l'état normal, mais elles contiennent, outre des fibres dégénérées, des fibres complètement saines. Bien réduites aussi sont les fibres qui constituent les racines postérieures extra-médullaires, et les fibres normales qui s'y trouvent sont très rares. On y rencontre aussi un grand nombre de noyaux ; les vaisseaux semblent hypertrophiés dans certains endroits. Il n'y a pas de corps amylacés. Les ganglions spinaux n'offrent rien d'anormal. Il en est de même pour les nerfs et les muscles. Dans les nerfs aussi, point de corps amylacés.

Du côté de la moelle allongée, depuis l'entre-croisement des pyramides jusqu'à la pointe du calamus scriptorius, on peut observer que la dégénérescence des cordons postérieurs va jusqu'aux pyramides postérieures. Les cellules ganglionnaires de ces dernières semblent plus rares et atrophiées. De même pour les cordons latéraux, dont la dégénérescence se poursuit très haut. Le tissu pathologique du cordon antérieur droit disparaît un peu au-delà de l'entre-croisement des pyramides ; dans les pyramides, pas de sclérose ni de corps amylacés, tandis que dans les pyramides postérieures ils sont très nombreux et que l'on en trouve encore quelques-uns dans les cordons latéraux.

Plus loin, à la hauteur du noyau de l'hypoglosse, un peu d'hypertrophie du tissu conjonctif dans les parties latérales des corps restiformes ; là aussi grand nombre de corps amylacés, comme dans les cordons latéraux de la moelle.

On peut donc considérer ces corps amylacés comme étant le début de la dégénérescence; ils sont en nombre inverse des fibres nerveuses.

Les corps amylacés manquent dans les olives, dans la substance grise du plancher du quatrième ventricule, dans le noyau de l'hypoglosse ; ils manquent aussi dans le centre de la moelle allongée. Peu nombreux dans les pyramides, ils sont d'une rareté extrême dans le pont de Varole et dans les pédoncules cérébraux.

En somme, pas de sclérose de la moelle allongée, si ce n'est celle qui provient des cordons médullaires et qui existe dans les corps restiformes.

La moelle allongée est plus grêle, surtout à sa partie inférieure ; en la comparant avec des pièces appartenant à des individus sains et même à des femmes, elle présentait encore une diminution de 3 millim. environ dans tous ses diamètres. Cette diminution de volume portait sur toutes les parties de la moelle allongée, sur les olives aussi bien que sur les corps restiformes. Au microscope, les fibres et les cylindres axes sont plus ténus; il en est de même des noyaux gris et des fibres des pédoncules.

En approchant de l'aqueduc de Sylvius, ces réductions de volume sont moins évidentes, il n'y a plus que 1 millim. de différence dans chaque diamètre.

Rien dans le cerveau ni dans le cervelet.

OBSERVATION VII.

(Observation personnelle.)

Ataxie des quatre membres. — Embarras de la parole. — Oscillations irrégulières de la tête et du tronc. — Phthisie pulmonaire. — Attaques apoplectiformes. — Mort. — Tuberculose des deux poumons. — Sclérose systématisée des cordons postérieurs de la moelle se prolongeant aux pyramides postérieures et jusqu'au voisinage du noyau de l'hypoglosse ; sclérose diffuse des cordons antéro-latéraux ; myélite épendymaire.

Marie R..., âgée de 32 ans, domestique, est entrée à l'Hôpital-Général depuis quatre ans.

C'est une fille de taille moyenne, bien constituée et douée d'un tempérament lymphatique nerveux.

Elle présente du côté de l'hérédité des antécédents qui méritent d'être notés. En effet, si l'on en croit le dire de son père, sa mère serait morte à 38 ans, d'une maladie offrant les plus grandes analogies avec celle dont elle-même est atteinte aujourd'hui : elle aurait présenté de l'incoordination dans les membres, surtout marquée aux membres inférieurs, qui, progressant peu à peu, aurait fini par rendre la marche impossible et aurait condamné la malade à garder le lit pendant les dernières années de sa vie, sans que pour cela elle fût atteinte d'aucune paralysie, car elle remuait parfaitement ses membres dans son lit ; elle aurait succombé à un épuisement progressif.

Sa grand'mère paternelle est morte à 48 ans, d'une maladie de poitrine, après avoir eu de nombreuses hémoptysies.

Quant à son père, qui se trouve aussi à l'Hôpital-Général, c'est un vieil emphysémateux (il a 73 ans), tourmenté de temps en temps par des poussées congestives broncho-pulmonaires[1].

Comme antécédents personnels, elle n'accuse que des convulsions dans l'enfance et une grande irrégularité de la menstruation.

La maladie actuelle a débuté il y a environ huit ans, alors que Marie R... était domestique chez un boulanger et était employée à porter le pain à domicile : elle s'aperçut que ses jambes devenaient faibles, que leurs mouvements étaient mal coordonnés, et que par suite la marche devenait hésitante. A partir de ce moment, ces symptômes ne firent que s'accentuer : la marche devint de plus en plus difficile et s'accompagna de tremblement; enfin, il y a quatre ans, elle devint impossible; la malade ne pouvait marcher qu'en s'appuyant sur les objets voisins ou sur le bras d'un aide.

C'est à cette époque que la malade entra à l'hospice ; comme sa santé générale était excellente, elle fut reléguée au quartier des incurables, où elle échappa longtemps à l'observation médicale.

Ce n'est que le 15 février 1880 qu'elle est envoyée à l'infirmerie des femmes (salle Sainte-Marie, n° 19), pour un point pleurétique droit, et qu'il nous est alors permis de l'observer.

ÉTAT ACTUEL (15 février 1880).—Nous notons les symptômes suivants:

Motilité. — Au repos, les membres restent dans l'immobilité sans être agités d'aucun mouvement involontaire. Si on lui fait étendre les membres supérieurs, il ne se produit pas de tremblement véritable, mais une série d'oscillations de peu d'amplitude.

Qu'on lui fasse prendre un objet, par exemple une cuiller, pour la porter à sa bouche, des mouvements désordonnés se produisent d'abord dans les doigts pour arriver à saisir l'objet; puis, une fois qu'elle l'a saisi, elle le porte vivement à la bouche, sans se dévier d'un côté ou d'un autre. Mais si, quand elle exécute ce mouvement, on lui fait fermer les yeux, elle ne peut arriver d'emblée au but: la cuiller va buter contre les régions voisines (joue, menton, nez).

S'il s'agit d'un objet fin, comme par exemple une épingle, la préhension même est très pénible et la malade a beaucoup de peine à le fixer

[1] Depuis lors, il a succombé à un ramollissement cérébral à marche rapide (14 mars 1881).

entre ses doigts ; une fois fixé, il lui arrive très facilement de le laisser échapper.

La marche n'est pas possible sans aide. Lorsqu'elle s'opère, il se produit un tremblement de tout le corps, en même temps qu'une ataxie très nette dans les mouvements des membres inférieurs ; les pieds sont à chaque pas projetés follement en avant et en dehors, et frappent ensuite violemment le sol avec le talon.

Si, quand elle est debout et immobile, appuyée sur le bras d'un aide, on vient à lui fermer les yeux, elle perd aussitôt l'équ ilibre et tomberait si on ne la soutenait vigoureusement.

La malade étant au repos, si on l'interroge un peu vivement, la tête est prise de tremblement.

Les réflexes tendineux sont abolis.

Sensibilité. — La sensibilité générale est conservée dans tous ses modes, on note seulement un léger retard dans la perception des impressions périphériques, des piqûres par exemple.

Les organes des sens paraissent intacts.

Il y a de l'embarras dans la parole, celle-ci est hésitante, bredouillée. Pourtant il n'existe pas de troubles de la motilité de la langue : tirée hors de la bouche, elle ne tremble pas ; elle ne présente non plus ni déviation ni atrophie.

Intelligence. — L'intelligence n'est pas des plus développées. De plus, de temps en temps elle présente des altérations du caractère, qui devient bizarre ou même emporté.

Nutrition. — Il n'existe pas d'atrophie musculaire, et la force est parfaitement conservée dans les quatre membres.

Aux membres supérieurs, le dynamomètre donne 49 pour la main droite, 46 pour la main gauche.

Aux membres inférieurs, si on invite la malade à les étendre alors qu'ils sont fléchis, il faut déployer une force considérable pour résister à leur extension.

Du côté des autres organes, rien à noter.

Le point pleurétique du côté droit, pour lequel la malade était descendue à l'infirmerie, disparait au bout de quelques jours, et elle regagne son quartier.

4 août. — Marie R... revient à l'infirmerie, se plaignant de tousser depuis quelques jours, d'avoir des sueurs nocturnes

On procède alors à un examen approfondi de la poitrine, qui dénote de la submatité et quelques craquements, avec respiration rude et expiration prolongée sous la clavicule droite.

On institue un traitement général par l'arséniate de soude, auquel on joint des applications locales de teinture d'iode.

Vers la fin du mois, les accidents du côté de la poitrine s'accentuent de plus en plus, les craquements deviennent très nets au sommet droit et prennent presque le caractère de gargouillement; en même temps, apparition de quelques craquements peu prononcés au sommet gauche.

Les signes locaux sont accompagnés d'un état fébrile qui ne présente rien de régulier dans sa marche.

On continue le même traitement.

Durant le mois de septembre, les symptômes précédents ne font que se prononcer, sans pourtant prendre une intensité qui menace la vie de la malade à courte échéance.

26 septembre. Sans prodromes spéciaux, éclate à trois heures du matin une attaque apoplectiforme, caractérisée par une perte incomplète de connaissance, par l'abolition de la parole (la malade ne répond pas), par l'anesthésie des membres supérieurs et de la raideur articulaire aux mêmes membres; pas de paralysie proprement dite; gêne considérable de la respiration, qui devient saccadée, bruyante; battements cardiaques tumultueux et irréguliers. En même temps, apparition d'une éruption papuleuse sur les quatre membres.

Dès le soir, il se produit une amélioration notable, et le lendemain, 27, la parole est revenue; l'anesthésie a presque disparu; la respiration et la circulation sont devenues à peu près normales. Mais à 2 heures du soir, nouvelle et subite dépression, résolution des quatre membres, anesthésie généralisée, soubresauts de tendons aux membres supérieurs, respiration pénible et bruyante, râle trachéal, pouls petit et très-fréquent (130), température élevée (39°).

A 10 heures, les phénomènes précédents disparaissent subitement.

28. La malade se trouve dans l'état antérieur à ses attaques; il ne reste qu'une grande prostration des forces.

Les jours suivants, l'amélioration persiste, mais le 1er octobre, à 2 heures du matin, la malade succombe subitement à une nouvelle poussée apoplectiforme.

Autopsie. — *Thorax* : Le péricarde renferme une certaine quantité de liquide séreux.

Le *cœur* renferme des caillots noirs dans ses cavités, mais il ne présente d'altération ni dans son tissu ni dans ses valvules.

Il existe des adhérences pleurales des deux côtés.

Le *poumon droit* présente au sommet une surface bombée, très-dure au toucher, présentant une coloration noirâtre, qui, incisée, laisse voir un gros noyau scléreux ; un peu plus bas se trouve une caverne dont l'ouverture donne lieu à l'écoulement d'une assez grande quantité de pus. Tout autour, il y a des granulations tuberculeuses confluentes s'étendant aux lobes supérieur et moyen.

A la base, congestion hypostatique.

Le *poumon gauche* présente des altérations analogues. A la coupe du lobe supérieur, il s'échappe du sommet un pus sanieux, et l'on se trouve en présence d'une caverne de dimension moyenne ; à la partie inférieure et externe du même lobe, il existe une autre caverne communiquant avec la première. Autour de ces cavernes se montrent des foyers caséeux et de nombreuses granulations grises.

A la base, congestion hypostatique.

Abdomen. — Du côté des organes abdominaux, il n'y a que le *foie* qui présente un certain degré d'altération : il est volumineux; son tissu, grenu, friable, se déchire facilement sous le doigt.

Crâne. — Épanchement séreux assez abondant sous la dure-mère.

Sous l'arachnoïde existent des *suffusions sanguines* éparses sur la convexité des deux hémisphères cérébraux : elles résistent au lavage, en particulier deux qui se trouvent situées symétriquement à la région occipitale.

Il existe également quelques traînées opalescentes d'arachnitis le long des vaisseaux, surtout au niveau des confluents, ainsi que quelques adhérences entre l'arachnoïde et la dure-mère, au niveau du sillon interhémisphérique.

Le *cerveau* se dépouille facilement de ses membranes (arachnoïde et pie-mère). Les coupes de Pitres, pratiquées sur les deux hémisphères, ne font constater aucune lésion ; elles montrent seulement un certain degré de dureté de la substance cérébrale qui rend les coupes très-faciles.

Le *cervelet* ne présente rien d'anormal, si on excepte une consistance un peu molle.

La *protubérance* est remarquable par son petit volume ; elle a l'air déprimée, de sorte que loin de faire, comme normalement, saillie en avant du bulbe, elle paraît située sur un plan plus postérieur. Elle offre une certaine dureté au toucher et surtout à la coupe ; la coupe longitudinale montre une coloration gris-jaunâtre de son tissu.

Le *bulbe* paraît normal dans ses dimensions ; sur une coupe longitudinale on voit la continuation de la coloration gris-jaunâtre que nous avons déjà notée dans la protubérance.

Rachis. — La lésion qui prédomine dans la *moelle* c'est l'altération des cordons postérieurs : tandis que les cordons antérieurs et latéraux sont généralement blancs, les cordons postérieurs (cordons de Göll et zones radiculaires) présentent un aspect gélatineux. Cette altération est facile à constater dans la région cervicale jusqu'au niveau des troisième et quatrième vertèbres dorsales; en ce point, la moelle semble affaissée, quelque peu ramollie. Dans les régions suivantes, la même lésion existe encore avec beaucoup moins de netteté. Enfin, au niveau des dernières vertèbres dorsales, elle redevient plus évidente, mais ses limites sont plus diffuses.

Examen microscopique. — L'examen microscopique, que nous devons à l'obligeance de notre excellent ami le Dr Doze, aujourd'hui médecin stagiaire au Val-de-Grâce, alors aide d'histologie à la Faculté, a porté sur la moelle et le bulbe.

Ces organes ont été plongés dans une solution d'acide chromique à $\frac{1}{1000}$ dont on a eu soin d'augmenter graduellement le degré de concentration. Après un séjour de deux mois, ils ont été retirés, laissés dans l'eau ordinaire pendant quarante-huit heures, et plongés ensuite dans l'alcool à 36°. Des fragments ont été alors pris dans différentes régions de la moelle et du bulbe, mis dans la gomme et la glycérine pendant vingt-quatre heures, puis durcis à l'étuve, inclus dans des bougies de paraffine, et enfin coupés au rasoir.

Les coupes obtenues ont subi l'action du carmin en solution faible pendant vingt-quatre heures et ont été montées ensuite après déshydratation et éclaircissement dans le vernis.

Moelle épinière. — Des coupes ont été faites au niveau des trois principales régions de la moelle : cervicale, dorsale, lombaire. Voici les résultats donnés par l'examen de chacune de ces coupes[1] :

[1] Ces résultats ont été vérifiés par M. le professeur agrégé Carrieu, chef des travaux histologiques, à qui nous adressons ici tous nos remerciements pour son extrême obligeance.

1° Région cervicale (les coupes ont été faites au niveau du renflement cervical ou brachial).

Ce qui frappe tout d'abord, c'est la coloration rouge qu'ont prise par places les cordons blancs de la moelle sous l'influence du carmin, coloration indiquant en ces points une prolifération active de la névroglie, une *sclérose*.

Cette sclérose est surtout marquée au niveau des *cordons postérieurs* (cordons de Goll et de Burdach réunis) ; elle atteint son maximum d'intensité en arrière du canal de l'épendyme et va en s'atténuant vers la périphérie ; elle est très accentuée encore le long du bord interne de chaque corne postérieure, surtout au niveau de la tête de la corne, qui paraît elle-même un peu altérée, mais la lésion ne paraît pas s'étendre aux fibres radiculaires postérieures.

Si on examine les parties sclérosées à un plus fort grossissement, on voit qu'il existe à ce niveau une prolifération active de la névroglie qui a étouffé par places les éléments nerveux : certaines fibres nerveuses ont complètement disparu, d'autres ont perdu leur gaîne de myéline.

En avant des cordons postérieurs, nous trouvons le canal de l'*épendyme* lui-même enflammé : il est entouré par une couronne de petites cellules embryonnaires qui diminuent son calibre, sans pourtant l'obstruer complètement.

La lésion s'étend aux *cordons latéraux*, où elle est surtout prononcée au niveau du sinus formé par les cornes antérieure et postérieure de chaque côté ; elle disparaît à la périphérie.

Enfin la sclérose a encore envahi les *cordons antérieurs*, où elle se montre particulièrement autour de la tête de la corne antérieure, sans s'étendre à la périphérie, excepté au côté gauche, où elle comprend toute l'étendue du cordon blanc antérieur, mais en présentant toujours son maximum au voisinage de la corne.

Quant aux cornes elles-mêmes et aux faisceaux de Turck, ils paraissent indemnes.

2° Région dorsale (les coupes ont été faites au niveau de la partie moyenne de cette région).

La lésion semble généralement moins prononcée que dans la région précédente ; les cordons postérieurs sont toujours les plus atteints, mais dans les cordons antéro-latéraux la sclérose est peu accentuée.

La disposition des parties altérées est du reste la même que dans la région cervicale.

3° Région lombaire (les coupes ont été faites au niveau du renflement lombaire).

Ici la lésion est beaucoup plus accentuée.

La sclérose des cordons postérieurs, tout en étant surtout prononcée en arrière de l'épendyme, s'est étendue jusqu'à la périphérie et a même atteint les fibres radiculaires postérieures.

Les cordons antéro-latéraux sont aussi pris dans toute leur étendue et la lésion s'étend jusqu'à la périphérie.

Le canal de l'épendyme présente ici son maximum d'inflammation : on voit à son niveau une grande quantité de cellules embryonnaires vivement colorées par le carmin, qui ont complètement obstrué la lumière du canal.

Si maintenant nous comparons entre eux les résultats donnés par l'examen microscopique de chacune des régions de la moelle, nous voyons que les altérations présentées par cet organe peuvent être résumées de la façon suivante :

Sclérose fasciculée des cordons postérieurs, sclérose diffuse des cordons antéro-latéraux, myélite centrale épendymaire ; toutes ces lésions, qui se retrouvent dans toute l'étendue de la moelle, sont surtout prononcées à la région lombaire.

Bulbe : Ici la lésion est peu accentuée.

Des coupes faites à différentes hauteurs ont montré un foyer de sclérose occupant le noyau des *pyramides postérieures* et s'étendant jusqu'au voisinage du *noyau d'origine des nerfs hypoglosses.*

Ce foyer de sclérose va en s'atténuant de bas en haut. Dans sa partie qui se trouve limitée aux pyramides postérieures, il ne paraît être que le prolongement, dans le bulbe, de la lésion des cordons postérieurs de la moelle (cordons de Goll).

Maintenant que nous avons exposé les différentes observations qui doivent servir de base à l'Anatomie pathologique, nous allons tâcher de résumer les altérations principales par lesquelles se caractérise anatomiquement l'ataxie héréditaire. Nous pouvons dire dès à présent qu'elles portent sur la *moelle*, une *partie de son prolongement bulbaire* et ses *enveloppes*, et envahissent quelquefois *certains nerfs périphériques.*

Nous allons passer successivement en revue les organes atteints.

Méninges rachidiennes. — La *dure-mère* est généralement intacte.

L'*arachnoïde* présente dans sa partie postérieure, principalement au niveau des régions cervicale et dorsale, un léger épaississement et un peu d'opacité ; dans certains cas, elle renferme dans sa cavité, au niveau de la région lombaire, une certaine quantité de sérosité.

La *pie-mère*, dans toute l'étendue des cordons postérieurs, est épaissie et offre un aspect lactescent ; le ligament dentelé est également, sur toute la hauteur de la moelle, le siège d'un épaississement qui lui donne une teinte opaline. En outre, de la face externe de cette membrane partent des adhérences filiformes blanchâtres aboutissant à la face interne de la dure-mère.

En résumé, il existe une *méningite spinale chronique*, particulièrement marquée au niveau des cordons postérieurs de la moelle.

Moelle épinière. — La moelle épinière présenterait, si l'on en croit les résultats obtenus par le Dr Schültze dans les deux dernières autopsies de Friedreich, une diminution de volume : elle serait plus mince et plus grêle qu'à l'état normal.

Mais il est ici une *lésion constante* qui se trouve notée dans toutes les observations : c'est la *dégénérescence des cordons postérieurs*.

A l'œil nu, ces cordons apparaissent à la surface de la moelle affaissés et se distinguent des parties voisines par un aspect grisâtre et translucide. Sur des coupes successives faites à l'état frais, on voit qu'ils présentent cette altération gélatineuse dans toute la hauteur de la moelle et qu'elle se trouve plus accentuée au niveau des régions cervicale et lombaire.

Mais pour bien étudier la disposition et la nature de l'altération que présentent les cordons dégénérés, il faut durcir la moelle par un séjour prolongé dans l'acide chromique ou le liquide de Müller, puis pratiquer à différentes hauteurs des coupes minces que l'on colore ensuite par le carmin ou l'hématoxyline (Voyez pour plus de détails notre Observation VII). Les parties malades se colorent vivement sous l'influence de ces réatifs et voici de quelle façon l'altération s'y caractérise :

1° A un faible grossissement, au niveau de la région cervicale, les cordons de Goll sont pris à un degré très prononcé ; les cordons cunéiformes de Burdach le sont aussi, mais à un degré moindre ; la lésion s'y montre surtout accentuée le long du bord interne de la corne postérieure, particulièrement au niveau de la tête de la corne ; elle porte donc sur la bandelette latérale ou externe, dans laquelle Charcot et Pierret ont placé la localisation anatomique de l'ataxie locomotrice.

Dans les cas de Friedriech, la lésion se trouve généralement plus accentuée à la périphérie ; dans notre Observation personnelle, c'est le contraire qui s'est produit : la lésion présentait son maximum d'intensité en arrière du canal de l'épendyme, et allait en s'atténuant du centre à la périphérie.

Au niveau de la région dorsale, la dégénérescence des cordons postérieurs persiste, mais elle est moins prononcée ; elle affecte du reste la même disposition qu'à la région précédente.

Enfin, au niveau de la région lombaire, cette dégénérescence arrive à son summum, et il est difficile de distinguer les cordons de Goll des bandelettes latérales.

2° A un grossissement plus fort, les parties dégénérées apparaissent constituées par un tissu conjonctif très délicat, à fibres fixes, dirigées parallèlement à l'axe médullaire, qui sous l'influence de l'acide acétique laisse apparaître un assez grand nombre de noyaux ronds ou ovalaires, de petites dimensions. Au milieu de ce tissu sont plongés les tubes nerveux, les uns normaux, les autres atrophiés ; certains ont perdu leur gaîne de myéline et sont réduits au cylindre axe, certains autres même ont complètement disparu. Enfin le tissu dégénéré est parsemé d'un assez grand nombre de corps amyloïdes. Les parois des capillaires et des petits vaisseaux sont épaissies consécutivement à une prolifération de leurs éléments, et le calibre en est notablement réduit.

Ainsi donc, au point de vue histologique, la lésion des cordons postérieurs est constituée par une hypertrophie conjonctive de la névroglie et par une atrophie des éléments nerveux; en un mot, c'est une *sclérose*.

L'altération que nous venons de décrire du côté des cordons postérieurs est constante, mais généralement elle n'est pas la seule.

En effet, il n'y a que l'Observation III (Obs. I du Mémoire de Friedreich) où la dégénérescence des cordons postérieurs se soit rencontrée seule, sans complications de voisinage. Dans la plupart des autres cas, la lésion s'est propagée aux cordons latéraux, aux cordons antérieurs, quelquefois même à la substance grise et au canal de l'épendyme.

Dans deux cas (Obs. IV et V), les *cordons latéraux* étaient atteints, mais seulement dans leur partie postérieure et d'une façon irrégulière; c'était toujours, comme dans les cordons postérieurs, une sclérose, mais le processus était bien moins avancé; il y avait simplement par places un épaississement des tractus fibreux de la névroglie.

Dans trois cas (Obs. II, VI et VII), non-seulement les cordons latéraux, mais encore les *cordons antérieurs* étaient envahis, et, surtout dans ces derniers, la lésion n'affectait aucune régularité dans sa distribution. Dans notre Observation VII, l'altération prédominait vers les parties centrales ; pour les cordons latéraux, elle occupait l'angle rentrant formé par les deux cornes antérieure et postérieure ; pour les cordons antérieurs, elle se limitait surtout autour de la tête de la corne. Dans les deux autres cas au contraire, elle était plus accentuée à la périphérie.

Du côté de la *substance grise*, on a noté dans un cas (Obs. v) l'existence de deux canaux lacunaires situés symétriquement de chaque côté de l'épendyme, au niveau de la jonction des cornes antérieure et postérieure ; dans l'Observrtion iv, existait une altération des cornes postérieures et même antérieures ; dans l'Observation vi, ainsi que dans la précédente, les colonnes de Clarke ont été trouvées altérées, le nombre des cellules ganglionnaires qu'elles renfermaient était considérablement diminué.

Enfin, dans notre Observation personnelle, nous avons noté une inflammation du *canal de l'épendyme* étendue à toute la hauteur de la moelle, mais surtout prononcée au niveau de la région lombaire.

Les *racines postérieures* sont généralement altérées ; elles sont atrophiées, indurées, particulièrement au niveau des points les plus atteints des cordons postérieurs. Au microscope, on voit les fibres nerveuses plongées au milieu d'un abondant réseau connectif ; elles-mêmes sont amincies, quelques-unes ont perdu leur gaîne de myéline, mais il n'y en a pas qui aient entièrement disparu.

Bulbe et protubérance. — Ces organes ne sont atteints que secondairement : l'altération qu'ils présentent n'est en effet que le prolongement de celle de la moelle.

Le bulbe est diminué de volume, il présente au toucher un certain degré de dureté, plus sensible encore à la coupe ; celle-ci fait constater un certain degré de dégénérescence de son tissu, qui a pris par places une coloration gris-jaunâtre. Du côté de la protubérance, on observe à l'œil nu une altération analogue.

Au microscope, on voit sur des coupes colorées par le carmin que les lésions de la moelle allongée sont la continuation de celles de la moelle ; en effet, elles se rencontrent principalement dans les pyramides postérieures, prolongement bulbaire des cordons de Goll ; à leur niveau existe une hyperplasie conjonctive, avec accumulation de corps amylacés et atrophie plus ou moins prononcée des fibres nerveuses. Cette altération se prolonge du côté du plancher du quatrième ventricule jusqu'à la hauteur du noyau d'origine du nerf grand hypoglosse.

Cerveau et cervelet. — Ces organes ont été généralement trouvés intacts.

Nerfs périphériques.—Dans certains cas, les nerfs périphériques, les nerfs mixtes, sont altérés. Friedreich a noté la lésion des nerfs sciatiques, celle des nerfs cruraux et brachiaux ; la plupart des fibres nerveuses se trouvaient plongées au milieu d'un tissu conjonctif hypertrophié et avaient subi un commencement d'atrophie. La même altération se retrouvait encore dans les nerfs hypoglosses, qui présentaient en outre un grand nombre de corps amylacés au milieu de leur tissu interstitiel.

Étudions maintenant quelle est la marche suivie par le processus scléreux.

Voici d'abord comment Friedreich envisageait cette question dans son premier Mémoire :

« Les altérations anatomiques que nous avons constatées doivent faire admettre qu'il s'agit d'un processus inflammatoire chronique, aboutissant secondairement à l'atrophie des éléments nerveux, presque exclusivement limité aux cordons postérieurs, débutant par la portion lombaire de la moelle, et de là s'étendant progressivement de haut en bas et de bas en haut. A ce processus s'associe une leptoméningite chronique, affectant également de préférence la face postérieure de la moelle épinière, et il est même probable que c'est là la lésion primitive. Ce qui semble le prouver, c'est que dans la partie supérieure de la moelle épinière, là où la dégénérescence n'a pas envahi toute l'épaisseur des cordons postérieurs, elle ne se présente que dans les points sous-jacents aux parties épaissies, blanchâtres, de la pie-mère. Quant à l'altération des racines postérieures et des nerfs hypoglosses, elle doit être très probablement envisagée comme un résultat de la propagation de l'affection de la moelle. »

Bien qu'on n'ait pu constater *de visu* l'altération anatomique qui caractérise la période de début de l'ataxie héréditaire, nous pensons, comme M. Friedreich, que la lésion débute par la région lombaire de la moelle. Ce qui tend à prouver qu'il en est ainsi, c'est qu'à une période avancée de la maladie la sclérose postérieure présente sa plus grande intensité au niveau de cette région ; tous les cordons postérieurs sont pris, tandis qu'à la région cervicale l'altération prédomine dans les cordons de Goll (or on sait que cette altération des cordons de Goll est généralement secondaire et consécutive à une lésion des cordons postérieurs située à un niveau inférieur).

Mais quant à voir la lésion primitive dans l'inflammation de la pie-mère postérieure, cela nous paraît contraire à la véritable observation des faits. Notre cas suffirait à lui seul à ruiner cette théorie, car la dégénérescence s'y est montrée plus accentuée au centre qu'à la périphérie, ce qui serait inexplicable si la lésion avait débuté par la pie-mère.

Du reste, Friedreich lui-même a émis, au sujet de l'autopsie du malade de l'Observation VI, une opinion plus vraisemblable : «L'altération primitive est celle des cordons postérieurs, laquelle détermine, par l'intermédiaire de l'insertion de la pie-mère dans le sillon postérieur, une inflammation chronique de cette méninge qui se propage jusqu'à sa partie antérieure et qui produit par continuité une lésion périphérique de la moelle dans les divers cordons ». Seulement cette théorie ne peut être vraie que pour les cas où la lésion prédomine dans la périphérie des différents cordons et où les parties altérées se trouvent séparées les unes des autres par des zones saines.

Ce mode de propagation ne saurait être admis dans tous les cas, par exemple dans le nôtre, où les lésions sont surtout centrales. Dans ce cas, nous trouvons encore un intermédiaire entre les différentes lésions : c'est l'inflammation du canal épendymaire [1], inflammation très-marquée dans toute la hauteur de la moelle, particulièrement au niveau de la région lombaire. C'est toujours la sclérose des cordons postérieurs qui débute, consécutivement l'altération se propage au tissu conjonctif péri-épendymaire et à l'épendyme lui-même ; puis de là elle s'étend aux cordons voisins (latéraux d'abord, antérieurs ensuite), en se limitant d'une façon générale aux parties les plus internes.

Nous admettrons donc deux modes de généralisation des altérations médullaires : 1° par *propagation transversale* (par l'intermédiaire d'une inflammation du canal de l'épendyme) ; 2° par *propagation périphérique* (par l'intermédiaire d'une leptoméningite spinale chronique).

Les lésions bulbaires sont évidemment secondaires et dues à la propagation, dans l'isthme de l'encéphale, de la dégénérescence médullaire.

Quant à l'altération des racines postérieures et des nerfs périphériques (hypoglosses, nerfs des membres), nous croyons, avec Friedreich, qu'elle doit être considérée comme le résultat de l'affection de l'axe spinal.

Étudions maintenant la nature de la dégénérescence médullaire. Nous avons vu qu'elle est essentiellement constituée par la sclérose, c'est-à-dire par une hypertrophie du tissu conjonctif de la névroglie avec atrophie des éléments nerveux. Mais qu'est-ce qui a débuté : la lésion interstitielle ou l'altération des tubes nerveux ? C'est ce qu'il nous reste à déterminer.

Certains auteurs (Leyden) ont admis l'atrophie simple et

[1] Cette inflammation du canal épendymaire a été notée plusieurs fois dans l'ataxie locomotrice progressive. (Voy. Vulpian ; Maladies du Système nerveux, note de la pag. 389.)

primitive des éléments nerveux ; mais c'est là une opinion qui compte aujourd'hui bien peu de défenseurs.

Une hypothèse qui mérite de nous arrêter davantage, c'est celle qu'ont admise MM. Charcot et Vulpian, qui a surtout été soutenue par ce dernier auteur dans ses Leçons [1], et d'après laquelle la lésion des cordons postérieurs dans le tabes débuterait par une irritation des éléments nerveux, irritation qui provoquerait secondairement et par voisinage l'inflammation de la névroglie. Cette hypothèse a pour fondement principal la limitation de l'altération médullaire dans les cordons postérieurs et l'existence habituelle de phénomènes irritatifs au début de la maladie se manifestant par les douleurs fulgurantes. D'abord cette opinion, même en ce qui concerne le tabes ordinaire, n'est pas admise par tous les auteurs, par le professeur Cornil [2] en particulier. Et du reste, quand même elle serait fondée pour cette dernière maladie, elle ne nous paraîtrait pas admissible dans l'ataxie héréditaire. En effet, dans celle-ci, les phénomènes irritatifs sont exceptionnels au début, et de plus, fait plus important, les lésions ne se limitent pas exclusivement aux cordons postérieurs, elles affectent au contraire un certain caractère de diffusion s'étendant aux cordons latéraux et même aux antérieurs.

Nous nous rallierons donc à l'opinion de Friedreich, d'après laquelle, dans l'ataxie héréditaire, la dégénérescence de la moelle débute par l'hypertrophie du tissu conjonctif de la névroglie et aboutit secondairement à l'atrophie de fibres nerveuses.

Quant à la marche de ce processus histologique, elle nous paraît devoir comporter deux périodes, ainsi que Cornil et Ranvier[3] l'on décrit pour le tabes ordinaire : la première, caractérisée par l'augmentation du nombre des éléments de la névro-

[1] Vulpian ; *loc. cit.*, pag. 441 et *passim*.

[2] Cornil et Ranvier ; Manuel d'Histologie pathologique.

[3] *Loc. cit.*

glie et par la tuméfaction légère des parties malades ; la seconde, par l'atrophie des éléments cellulaires de la névroglie, l'épaississement du tissu fibreux et l'atrophie des cordons.

Nous connaissons à présent la nature intime (microscopique) de la lésion nerveuse ; il nous reste à chercher s'il n'existe pas une *lésion topographique spéciale* caractéristique de l'ataxie héréditaire.

Friedreich, considérant la maladie comme une simple variété de l'ataxie classique, lui assigne pour lésion caractéristique l'atrophie dégénérative des cordons postérieurs de la moelle avec prolongement dans le bulbe.

Kahler et Pick [1], au sujet de l'examen anatomique d'un sujet dont l'histoire clinique ne présente du reste que des analogies éloignées avec les malades de Friedreich, ont essayé de montrer qu'à l'ataxie héréditaire correspondait une lésion caractéristique de la moelle épinière : ce serait une altération combinée des quatre systèmes de cordons médullaires (cordons antérieurs, latéraux, postérieurs et de Goll), altération qui reconnaîtrait pour cause l'existence d'une faiblesse héréditaire et un arrêt de développement du système des fibres médullaires.

Cette manière de voir est acceptée en partie par Schültze [2], qui, à propos de l'autopsie d'une des malades de Friedreich (Obs. II), considère la maladie comme caractérisée anatomiquement par une atrophie dégénérative de la moitié postérieure de toute la moelle épinière, et regarde cette atrophie comme due à une faiblesse primitive des éléments médullaires.

A laquelle de ces opinions nous rattacherons-nous ? D'abord, et nous l'avons déjà noté, il existe une lésion constante : c'est la

1 *Ueber combinirte Systemerkrankungen des Ruckenmarks.* (Archiv. für Psychiatrie und Nervenkr., 1878, Bd. VIII, S. 251.)

2 *Ueber combinirte Strangdegenerationen in der Medulla spinalis.* (Virchow's Archiv., 1880, Bd. 79, pag. 132.)

dégénérescence des cordons postérieurs, la sclérose fasciculée postérieure de la moelle épinière, avec prolongement dans le bulbe. C'est là la lésion qu'avait très bien reconnue Friedreich, mais ce n'est pas la seule : il existe encore des altérations des autres cordons, antérieurs et latéraux. Mais on ne saurait englober ces diverses lésions sous le nom de dégénérescence combinée des cordons médullaires (Kahler et Pick), d'atrophie dégénérative de toute la moitié postérieure de la moelle (Schültze) : en effet, seule l'altération des cordons postérieurs est continue, celle des autres cordons est essentiellement diffuse, variant d'un côté à l'autre et d'une région à l'autre.

Nous arrivons donc à cette conclusion que l'ataxie héréditaire est caractérisée anatomiquement par une *sclérose fasciculée des cordons postérieurs de la moelle se prolongeant jusqu'au bulbe, compliquée d'une sclérose diffuse des cordons latéraux et antérieurs.*

Cette opinion se rapproche jusqu'à un certain point de celle qu'exprimait Bourneville[1] en 1869, quand, rapportant les Observations III et IV de Friedreich (Voy. Obs. IV et V), il émettait l'opinion qu'elles étaient caractérisées par la coexistence de l'ataxie locomotrice progresssive avec la sclérose en plaques disséminées. Nous reviendrons du reste sur cette question au chapitre du Diagnostic, lorsque nous aurons à distinguer l'ataxie héréditaire de la sclérose en plaques.

PHYSIOLOGIE PATHOLOGIQUE.

Nous ne saurions terminer ce chapitre sans tâcher de mettre en rapport, autant que cela peut se faire dans l'état actuel de la science, les symptômes avec les lésions.

Nous avons noté comme symptôme fondamental de l'ataxie

[1] Nouvelle Étude sur quelques points de la sclérose en plaques disséminées.

héréditaire l'incoordination motrice des membres, incoordination portée dans certains cas jusqu'à l'impotence fonctionnelle absolue. A quoi faut-il rattacher cette incoordination ? Nous nous trouvons ici en présence de plusieurs théories.

Il y a d'abord la théorie sensitive, soutenue par des hommes du plus grand mérite, Vulpian, Leyden, d'après laquelle l'incoordination serait due à la perte de la sensibilité (cutanée et surtout musculaire). Or, dans la plupart des cas d'ataxie héréditaire, l'anesthésie fait défaut, ou, quand elle se montre, ce n'est qu'à une période ultime de la maladie. Cette théorie ne saurait donc être admise.

Serait-ce plutôt la perte de la sensibilité réflexe qui serait en cause, comme l'ont soutenu, avec Brown-Sequard, les auteurs précédents ? Mais, sauf les réflexes tendineux qui sont généralement abolis, les autres réflexes sont conservés.

Il nous faut donc revenir à l'idée de Duchenne, adoptée du reste par Friedreich, que l'incoordination motrice est un trouble moteur spécial directement sous la dépendance de l'altération des cordons postérieurs, que ce trouble soit dû à des paralysies partielles (Pierret), à des contractures (Onimus), ou plutôt, ainsi que semblent l'avoir établi, à l'aide du myophone, MM. Debove et Boudet[1], à l'inégalité de tonicité musculaire dans les divers muscles.

Quant au rôle secondaire des troubles de sensibilité dans cette maladie, ils sont difficiles à expliquer, étant donnée la lésion des cordons postérieurs et des racines postérieures. Peut-être doit-on l'attribuer à la conservation d'un grand nombre de fibres nerveuses jusqu'à une période très avancée de la maladie. Il faudrait aussi tenir compte de l'opinion récemment émise par M. Déjerine[2], à la suite de Westphal et de Pierret, d'après laquelle (et il a vérifié le fait dans un cas) les troubles

[1] Société de Biologie, 14 février 1880.

[2] Société de Biologie, 18 février et 24 mars 1882

de sensibilité chez les ataxiques seraient dus à des lésions nerveuses périphériques, à une névrite des nerfs sensitifs ; dans l'ataxie héréditaire, ces nerfs resteraient indemnes pendant très longtemps.

L'embarras de la parole, le nystagmus, sont des phénomènes du même ordre que l'incoordination des membres; ils sont dus à la propagation de la sclérose postérieure à l'isthme de l'encéphale.

Les oscillations irrégulières qui se produisent dans le tronc et la tête, à l'occasion des mouvements volontaires, pourraient jusqu'à un certain point être rapprochées du tremblement de la sclérose en plaques et attribuées comme lui à la persistance des cylindres axes, dépourvus de leur myéline, au milieu du tissu sclérosé (Charcot).

Enfin, dans l'Observation II, on a noté des désordres fonctionnels très remarquables, se produisant successivement dans les principaux appareils (polyurie, sialorrhée, sueurs, diarrhée, vomissements, palpitations, etc.) : ces désordres fonctionnels nous paraissent devoir être mis sur le compte de troubles circulatoires du côté du bulbe.

Quant aux attaques apoplectiformes que nous avons observées dans notre cas personnel, elles semblent dues à des phénomènes congestifs encéphaliques, mais leur pathogénie est encore des plus obscures.

CHAPITRE V.

DIAGNOSTIC ET NATURE. — PRONOSTIC. — TRAITEMENT.

DIAGNOSTIC ET NATURE.

Dans les chapitres précédents, nous avons étudié les causes, les symptômes, la marche et les lésions de l'ataxie héréditaire; nous nous trouvons donc en possession de tous les éléments qui permettent de caractériser une maladie.

Nous devons maintenant nous demander si l'ataxie héréditaire constitue une affection particulière, ou bien si elle n'est qu'une forme, une variété d'une affection plus générale. Un fait qui domine jusqu'ici son histoire, c'est l'analogie étroite qui existe entre elle et l'ataxie locomotrice progressive d'une part, la sclérose en plaques de l'autre, analogie telle que Friedreich et après lui les pathologistes allemands (Möbius, Erb) et même certains auteurs français (Topinard, Carre) l'ont considérée comme une forme de la première; tandis qu'en France, Charcot [1] et Bourneville [2] ont de la tendance à n'y voir qu'une variété de la seconde.

Il nous faut donc étudier tout d'abord les rapports que présente l'ataxie héréditaire avec ces deux maladies.

1° *Avec l'ataxie locomotrice progressive.*

Deux caractères fondamentaux rapprochent cette maladie de

[1] Charcot ; De la sclérose en plaques disséminées. (Leçons sur les maladies du Système nerveux, tom. I, 2e édition, 1875.)

[2] Bourneville et Guérard ; De la sclérose en plaques disséminées. — Bourneville; Nouvelle étude sur quelques points de la sclérose en plaques disséminées. Paris, 1869.

l'ataxie héréditaire ; ce sont : au point de vue symptomatique, l'incoordination motrice des membres; au point de vue anatomo-pathologique, la sclérose fasciculée des cordons postérieurs de la moelle.

Mais à côté de ces caractères communs, que de différences !

Pour la symptomatologie, dans l'ataxie classique, l'incoordination motrice reste souvent limitée aux membres inférieurs, tandis que dans l'ataxie héréditaire elle se généralise toujours aux quatre membres ; dans la première, les troubles de sensibilité sont constants et primitifs ; dans la seconde, ils sont inconstants et tardifs ; dans l'une, il existe des troubles des sens, de la vue en particulier (strabisme, amblyopie, phénomènes pupillaires) ; dans l'autre, c'est l'embarras de la parole qui domine ; dans l'une, à une période avancée, la paralysie des sphincters est de règle, les phénomènes de décubitus sont fréquents ; dans l'autre, ces symptômes sont exceptionnels.

Pour l'anatomie pathologique, dans l'ataxie classique, la lésion reste limitée aux faisceaux postérieurs de la moelle ; dans l'ataxie héréditaire, elle se prolonge jusqu'au bulbe et le plus souvent envahit les autres cordons médullaires.

Enfin l'étiologie accentue encore les différences entre les deux maladies : l'une est une maladie de l'âge adulte, reconnaissant des causes diverses (diathèses, refroidissement, excès, etc.); l'autre est une maladie de l'enfance ou de la jeunesse, reconnaissant à peu près exclusivement pour cause une influence héréditaire directe ou indirecte.

On le voit donc, s'il existe quelques analogies entre l'ataxie héréditaire et l'ataxie locomotrice progressive, les différences sont bien plus accentuées et rendent facile la distinction de ces deux maladies.

2° *Avec la sclérose en plaques disséminées.*

C'est surtout au point de vue symptomatique que l'ataxie

héréditaire se rapproche de la sclérose en plaques disséminées ; en effet, il existe un certain nombre de caractères communs aux deux maladies : tels sont l'absence ou le peu de fréquence de troubles de sensibilité, l'embarras de la parole, le nystagmus, les vertiges, même les attaques apoplectiformes (exceptionnelles dans l'ataxie héréditaire, mais qui se sont présentées dans notre Observation VII) ; l'intégrité des sphincters, l'absence de troubles trophiques, la conservation de la contractilité électrique jusqu'à une période très avancée de la maladie, etc. Mais, à côté de ces symptômes communs, il existe des différences fondamentales : dans la sclérose en plaques, le symptôme principal est constitué par le tremblement rhythmique qui se produit à l'occasion des mouvements volontaires, tandis que dans l'ataxie héréditaire il est constitué par l'incoordination motrice. A ce point de vue, il ne faut pas confondre avec un véritable tremblement les oscillations irrégulières de la tête et du tronc que nous avons notées dans l'ataxie héréditaire, et qui dans certains cas accompagnent les mouvements des membres.

A une période avancée, dans les deux maladies, les sujets sont condamnés au repos : dans l'ataxie héréditaire, cela est dû aux progrès de l'incoordination des membres inférieurs, qui ne leur permet plus de se tenir debout, bien que la force musculaire soit conservée ; dans la sclérose en plaques, cela est dû d'abord à la parésie, puis et surtout aux contractures, qui sont ici de règle, tandis qu'elles sont exceptionnelles dans la maladie précédente.

Un élément important de diagnostic nous est encore fourni par l'étiologie : d'abord l'âge des malades. L'ataxie héréditaire, maladie de l'enfance et de l'adolescence, se présente généralement avant 20 ans ; la sclérose en plaques se produit le plus souvent après cette période de la vie, de 20 à 30 ans; c'est plutôt une maladie de l'âge adulte. Dans le premier cas, on trouve l'hérédité comme cause, la présence de plusieurs cas semblables dans la même famille ; dans le second, l'hérédité est exceptionnelle, on a noté comme causes : le froid humide, les chagrins prolongés, certaines maladies aiguës, etc.; en somme, une étiologie banale.

Enfin l'anatomie pathologique, dans les cas où elle peut être recherchée, vient prêter au diagnostic différentiel un appui considérable. Nous avons vu que l'ataxie héréditaire se trouve caractérisée anatomiquement par une sclérose fasciculée des cordons postérieurs se prolongeant jusqu'au bulbe, compliquée d'une sclérose diffuse des cordons antéro-latéraux. Outre sa limitation à l'axe spinal, cette sclérose diffuse ne présente pas les caractères de la sclérose en plaques disséminées : en effet, dans celle-ci, les lésions sont constituées par des plaques de sclérose disséminées çà et là dans les différents cordons de la moelle, n'ayant le plus souvent entre elles aucun rapport de continuité. Au contraire, les plaques de sclérose diffuse se continuent généralement dans la hauteur du même cordon, en présentant seulement des limites irrégulières et une étendue variable d'une région à l'autre. Dans la sclérose en plaques, on peut bien dans certains cas trouver une plaque de sclérose assez étendue occupant les cordons postérieurs, mais jamais on n'observera une sclérose fasciculée étendue à toute la hauteur de la moelle, comme dans l'ataxie héréditaire.

Ainsi donc, si à première vue l'ataxie héréditaire semble devoir être rapprochée de la sclérose en plaques, un examen plus approfondi montre des différences capitales qui rendent aisé le diagnostic entre les deux maladies.

Par conséquent nous pouvons dès à présent arriver à cette conclusion que : l'ataxie héréditaire n'est ni une forme de l'ataxie locomotrice progressive ni une variété de la sclérose en plaques.

Il reste encore un diagnostic important à faire : il faut distinguer l'ataxie héréditaire, d'abord de la *sclérose combinée des cordons postérieurs et latéraux*, dont Prévost [1] a rapporté une observation remarquable ; puis de ces cas publiés récemment en Allemagne par Westphal [2], Schültze [3], où l'on a noté la *coïncidence d'une sclérose postérieure avec une dégénérescence en foyers de la moelle.* Tous ces cas sont des faits d'ataxie classique. à laquelle vient s'adjoindre, à une certaine période, une dégénérescence des cordons latéraux et même de la substance grise. Certainement, au point de vue anatomique, ils présentent, surtout les derniers, une grande analogie avec les faits d'ataxie héréditaire, si bien même que Schültze a décrit sous la même rubrique de : *Dégénérescence combinée des cordons de la moelle,* son cas et l'Observation II de Friedriech. Mais, au point de vue symptomatique, les différences sont considérables, et Schültze lui-même le fait très bien remarquer. En effet, dans ces cas, les symptômes bulbaires (embarras de la parole, nystagmus, etc.) font défaut, ce qui est dû au défaut de propagation de la sclérose postérieure au bulbe ; l'incoordination motrice n'est pas nécessairement généralisée aux quatre membres, les troubles de sensibilité sont fréquents ; on trouve constamment, soit l'exagération des réflexes, soit les contractures et l'atrophie musculaire ; les troubles des sens, de la vue en particulier, peuvent se présenter ; la tonicité des sphincters est altérée. Enfin la marche de la maladie est beaucoup plus rapide, la terminaison fatale arrive au bout de dix ans en moyenne. L'étiologie facilite encore le diagnostic, ces cas se caractérisant à ce point de vue par l'absence d'hérédité et par leur développement dans l'âge adulte.

[1] Prévost ; Archiv. de Physiologie, 1877, pag. 764.

[2] Westphal ; *Ueber strangförmige Degenaration der Hinterstränge, mit gleichzeitiger fleckweiser Degeneration des Ruckenmarks.* (Archiv. für Psych. und Nervenrk., Bd. IX, Heft 2, S. 389). Anal. in R. S. M., tom. 16, pag. 151.

[3] *Loc. cit.*

Ainsi, nous voyons que l'ataxie héréditaire possède des caractères suffisamment tranchés qui permettent de la distinguer des maladies qui s'en rapprochent le plus.

L'ataxie héréditaire est donc une maladie à part, ayant une étiologie, une symptomatologie et une anatomie pathologique spéciales.

Quelle place faut-il lui assigner dans le cadre nosologique ? C'est d'abord une myélite chronique. On sait que celles-ci ont été divisées en deux classes : les myélites systématisées et les myélites diffuses. Or la maladie qui nous occupe est à la fois l'une et l'autre : systématisée par la lésion des cordons postérieurs, diffuse par celle des cordons antéro-latéraux. De même qu'on a admis et décrit dans ces derniers temps des combinaisons des myélites systématisées entre elles, en particulier de la sclérose postérieure et de la sclérose latérale (Prévost, etc.), il faudrait donc admettre de même des combinaisons des myélites systématisées et des myélites diffuses. Considérée à ce point de vue, l'ataxie héréditaire nous paraît devoir nécessiter la création d'un nouveau chapitre à introduire dans la nosographie de la moelle épinière, d'un chapitre sur les myélites qu'on pourrait appeler *mixtes*. A ce propos, peut-être y aurait-il un rapprochement à établir entre ce que nous proposons d'appeler myélites mixtes et ce que Dieulafoy [1], Guiter [2], viennent de décrire sous le nom de *cirrhoses mixtes* (ce sont des cirrhoses qui possèdent à la fois les caractères de la cirrhose atrophique et de la cirrhose hypertrophique). Un travail analogue est du reste en train de se faire pour les scléroses des principaux organes (poumon, rein, etc.); nous croyons qu'il s'impose pour les scléroses médullaires.

[1] Dieulafoy ; Manuel de Pathologie interne, tom. II, 1er fascicule.

[2] Guiter ; Thèse de Paris, 1881.

Grâce aux progrès immenses que la pathologie nerveuse, et en particulier celle de la moelle épinière, a faits dans ces dernières années, on a pu créer des types morbides distincts ayant leur lésion caractéristique. Mais on a eu le tort de systématiser à outrance, de vouloir mettre en quelque sorte un abîme entre les myélites systématisées et les myélites diffuses. La nature ne se plie pas toujours à nos divisions plus ou moins arbitraires. C'est précisément ce que démontre l'étude de l'ataxie héréditaire, et elle nous paraît imposer la création d'une nouvelle classe de myélites chroniques : les *myélites mixtes*.

PRONOSTIC.

Le pronostic est grave, non pas tant à cause du danger immédiat qui menace le malade, qu'à cause de l'état d'infirmité dans lequel il se trouve plongé à une période encore peu avancée de la vie.

Il est grave encore parce que, malgré la longue durée de la maladie (jusqu'à 33 ans), elle ne rétrograde jamais et continue à poursuivre sa marche envahissante jusqu'à la mort, qui peut alors arriver par les progrès mêmes de la maladie. Le plus souvent, comme nous l'avons vu, c'est à une maladie intercurrente que les sujets succombent ; il est possible que dans ces cas l'ataxie héréditaire influence d'une façon défavorable la maladie nouvelle : cela expliquerait la rapidité avec laquelle les malades ont succombé dans quatre cas à la fièvre typhoïde.

TRAITEMENT.

Le traitement de l'ataxie héréditaire pourrait être appelé l'opprobre de la médecine : en effet, même dans les cas, comme ceux de Friedreich, où il a été fait d'une façon suivie et avec les moyens les plus divers, il paraît avoir toujours échoué.

Néanmoins nous allons essayer d'établir les bases d'un traitement rationnel : ce traitement sera *prophylactique*, *curatif* et *palliatif*.

Traitement prophylactique. — Il a une grande importance dans une maladie qui, une fois développée, se montre rebelle à toutes les médications.

Aussi, lorsque dans une famille il existera une disposition nerveuse héréditaire, lorsque les parents seront entachés d'alcoolisme, de tuberculose ou de syphilis, lorsque surtout l'un des membres de la famille aura déjà présenté les symptômes de l'ataxie héréditaire, il faudra s'efforcer de prévenir le développement de la maladie chez les autres. C'est surtout à un traitement hygiénique qu'on aura alors recours : on fera vivre les sujets à la campagne, on leur donnera une nourriture saine et tonique, on les soumettra de bonne heure aux pratiques hydrothérapiques, qui auront l'avantage de produire une révulsion générale sur le système cutané, de fortifier la nutrition, et par suite de rendre le système nerveux moins impressionnable ; enfin on évitera toute cause qui pourrait influencer défavorablement l'axe spinal.

Traitement curatif. — Une fois la maladie déclarée, il faut avoir recours au traitement curatif. Il devra répondre à quatre indications principales :

1° Combattre la cause ;

2° Agir sur la lésion anatomique ;

3° Modifier la nutrition ;

4° Traiter les symptômes prédominants.

Nous allons passer successivement en revue chacune de ces indications avec les médications qui y correspondent.

1° *Combattre la cause.* — C'est là une indication primordiale; malheureusement dans la plupart des cas elle nous échappe, la maladie dépendant le plus souvent d'une influence héréditaire.

Par exemple, si l'on soupçonnait la syphilis chez les parents, l'institution d'un traitement spécifique s'imposerait.

2° *Agir sur la lésion anatomique.* — Cette indication peut être remplie de deux façons différentes : ou en agissant directement sur l'organe lésé, ou bien en s'efforçant de détourner les mouvements fluxionnaires vers des organes moins nobles par les pratiques de la révulsion et de la dérivation.

Dans le premier cas, on emploiera le *nitrate d'argent*, qui a été vanté à l'égal d'un spécifique contre les maladies de la moelle par Wünderlich, mais qui est loin de répondre à tout ce qu'on avait attendu de lui, bien que dans certains cas il paraisse avoir causé une amélioration réelle (Voir Obs. I). On pourrait employer encore l'*iodure de potassium*, la *strychnine*, etc.

Les *courants continus* seraient aussi de mise : on procéderait alors suivant les règles établies par Onimus, c'est-à-dire en se servant du courant ascendant.

Dans le second cas, comme la lésion de la moelle est essentiellement chronique, c'est surtout la méthode dérivative qui sera de mise : on appliquera le long de la colonne vertébrale des vésicatoires, des cautères, des moxas, mais surtout la *cautérisation ponctuée* suivant la méthode de Charcot, qui a quelquefois donné de bons résultats.

On agira aussi sur le tube intestinal au moyen de *purgatifs* répétés : les purgatifs salins seront ici préférables aux drastiques, trop irritants, et qui ne sont de mise que dans les poussées aiguës ; on emploiera l'eau de Balaruc ou celle d'Uniadijanos à la dose d'un à deux verres le matin à jeun.

Enfin il existe certains moyens qui jouent les deux rôles, c'est-à-dire qu'ils agissent sur la moelle malade en même temps qu'ils exercent une action dérivative ; ce sont l'*hydrothérapie* et les *eaux minérales*. Parmi celles-ci on emploiera les eaux de Lamalou, de Balaruc, ou les eaux similaires. Nous croyons que les *eaux de Balaruc*, déjà vantées par M. le professeur Fonssagrives dans le traitement de l'ataxie locomotrice progressive, et dont nous-même [1] avons enregistré les bons effets dans certains cas donnés, seraient ici généralement indiquées : en effet, on a le plus souvent affaire à des sujets jeunes, lymphatiques, et chez lesquels les phénomènes douloureux font habituellement défaut.

3° *Modifier la nutrition.* — La maladie étant chronique par essence et très longue, c'est là une indication capitale ; elle se trouve déjà en partie remplie par les agents que nous venons d'étudier en dernier lieu, par l'hydrothérapie et les eaux minérales.

Il faudra y joindre les *toniques médicamenteux*, l'huile de foie de morue, les préparations iodées et ferrugineuses ; enfin, s'il existe un vice scrofuleux, les *préparations d'or* (chlorure d'or et de sodium) qui dans certains cas rebelles de maladies spinales ont donné de si remarquables succès à M. le professeur Combal.

4° *Traiter les symptômes prédominants.* — C'est une indication secondaire, mais c'est souvent la seule que l'on puisse remplir.

Dans les cas, d'ailleurs exceptionnels, où la douleur prendrait un caractère prédominant, on emploierait les *opiacés*, en particulier les injections hypodermiques de morphine.

Lorsque, à une période avancée de la maladie, les membres inférieurs, d'abord simplement ataxiques, commencent à se paralyser, il faut s'efforcer de réveiller la nutrition et la contractilité musculaires. Pour cela, on emploiera les frictions exci-

[1] Brousse ; De quelques indications des eaux de Balaruc dans le traitement de l'ataxie locomotrice. (Gaz. hebd. des Sc. méd. de Montpellier, 1882, nos 2 et 3.)

tantes, mais surtout l'*électricité*, soit sous forme de courants induits, soit sous forme de courants continus, en employant alors le courant descendant, suivant la méthode de Remak.

Quant aux poussées congestives, comme par exemple les attaques apoplectiformes, elles seront combattues par une révulsion énergique, et au besoin par les émissions sanguines générales ou locales.

Traitement palliatif. — Dans les cas, et malheureusement ce sont les plus nombreux, pour ne pas dire la totalité, où le traitement employé est demeuré inefficace, il faudra encore surveiller le malade, empêcher le développement d'eschares, maintenir autant que possible l'intégrité des voies digestives, soutenir les forces, etc.

En tout cas, le médecin n'oubliera pas que lorsqu'il ne peut guérir, son rôle est loin d'être terminé : il doit toujours soulager et consoler.

CONCLUSIONS.

De l'étude générale que nous venons de faire, nous croyons pouvoir tirer les conclusions suivantes :

La maladie étudiée par Friedriech sous le nom d'ataxie héréditaire est une maladie spéciale ayant une étiologie, une symptomatologie et une anatomie pathologique propres.

Elle se caractérise :

1° Au point de vue étiologique, par son développement dans l'enfance ou l'adolescence sous une influence héréditaire directe ou indirecte; les deux sexes paraissent également prédisposés.

2° Au point de vue symptomatique, par l'ataxie des quatre membres, débutant par les membres inférieurs et se généralisant ensuite au point de réduire les malades à une impotence fonctionnelle à peu près absolue, par l'embarras de la parole, par l'absence ou l'apparition tardive des troubles de sensibilité, par l'absence de troubles trophiques et la conservation de la tonicité des sphincters, par une marche lente et constamment progressive, par une durée très longue, enfin par une terminaison toujours fatale se produisant le plus souvent par une maladie intercurrente.

3° Au point de vue de l'anatomie pathologique, par une sclérose fasciculée des cordons postérieurs de la moelle se prolongeant jusqu'au bulbe, compliquée d'une sclérose diffuse des cordons latéraux et antérieurs.

4° Au point de vue du diagnostic, elle doit être distinguée de l'ataxie locomotrice progressive, de la sclérose en plaques disséminées, enfin des cas décrits en Allemagne par Westphal et Schültze, sous le nom de dégénérescence combinée des cordons de la moelle.

5° Au point de vue nosographique, elle impose la création d'une classe nouvelle de myélites chroniques : la classe des MYÉLITES MIXTES.

6° Le pronostic est grave, à cause de la marche fatalement progressive de la maladie et de l'infirmité précoce où elle plonge les sujets qui en sont atteints.

7° Le traitement ne présente pas d'indications spéciales : c'est le traitement général des myélites chroniques.

Quant au terme d'ataxie héréditaire, il nous paraît assez impropre, étant donné la nature spéciale de la maladie. Nous préférerions celui de MALADIE DE FRIEDREICH, de même qu'on devrait donner le nom de Maladie de Duchenne à l'ataxie locomotrice progressive classique, ainsi que Trousseau l'avait proposé.

TABLE DES MATIÈRES

A LA MÊME LIBRAIRIE

Leçons de Clinique thérapeutique professées à l'Hôpital Saint-Antoine; par le Dr DUJARDIN-BEAUMETZ, Médecin de l'Hôpital Saint-Antoine, membre de l'Académie de Médecine et du Conseil d'Hygiène et de Salubrité de la Seine.
1re série : Traitement des maladies du cœur et de l'aorte, de l'estomac et de l'intestin; un fort volume grand in-8°, de 800 pages dans le texte et une planche en chromolithographie hors texte, 2e édition .... 16 fr.
2e série : Traitement des maladies du foie et des reins, du poumon, de la plèvre, du larynx et du pharynx; un fort volume grand in-8° de 730 pages, avec figures dans le texte et une planche en chromolithographie hors texte, 2e édition. 16 fr.

Atlas d'Anatomie topographique du Cerveau, pour servir à l'étude des localisations cérébrales et aux opérations du trépan ; par E. GAVOY, médecin-major de 1re classe. Un magnifique volume in-4° en carton, contenant 18 planches chromolithographiques exécutées d'après nature, représentant en grandeur naturelle toutes les coupes du cerveau, avec 200 pages de texte.
Cartonné.. 36 fr.
Relié... 42 fr.

Des Dyspepsies; par le Dr RAYMOND, médecin des Hôpitaux, professeur agrégé à la Faculté de Médecine de Paris, 1 vol. in-8°, de 284 pages........ 6 fr.

De l'hystérie chez l'homme ; par le Dr KLEIN, in-8° de 91 pages. 2 fr. 50.

De la dilatation du cœur droit d'origine gastrique ; par le Dr DESTUREAUX; in-8° de 90 pages.. 2 fr. 50.

Manuel complet des maladies des voies urinaires et des organes génitaux; par le Dr DELFAU, ancien interne des Hôpitaux de Paris ; un fort volume in-18, de 1000 pages, avec 150 fig. dans le texte........... 11 fr.

Manuel pratique et complet des maladies vénériennes; par le Dr RIZAT; un volume in-18, cartonné, de 600 pages, avec 24 planches en couleur dessinées et coloriées d'après nature, représentant les différentes affections syphilitiques chez l'homme et chez la femme .... 11 fr.

Montpellier. — Typogr. BOEHM et FILS.

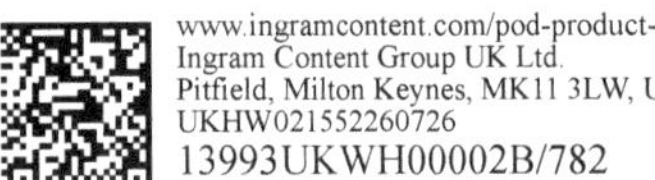
www.ingramcontent.com/pod-product-compliance
Ingram Content Group UK Ltd.
Pitfield, Milton Keynes, MK11 3LW, UK
UKHW021552260726
13993UKWH00002B/782